郑州市卫生健康委员会资助项目

郑州中医药文化概览

主编◎禄保平　苗艳艳

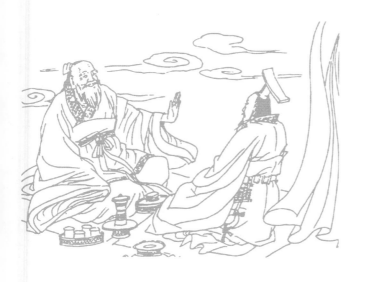

郑州大学出版社

图书在版编目(CIP)数据

郑州中医药文化概览／禄保平，苗艳艳主编. — 郑州：郑州大学出版社，2021. 9
ISBN 978-7-5645-8043-8

Ⅰ. ①郑… Ⅱ. ①禄…②苗… Ⅲ. ①中国医药学 - 文化 - 郑州 Ⅳ. ①R2-05

中国版本图书馆 CIP 数据核字(2021)第 143749 号

郑州中医药文化概览
ZHENGZHOU ZHONGYIYAO WENHUA GAILAN

策划编辑	陈文静	封面设计	苏永生
责任编辑	薛 晗	版式设计	苏永生
责任校对	刘 莉	责任监制	凌 青 李瑞卿

出版发行	郑州大学出版社有限公司	地 址	郑州市大学路40号(450052)
出版人	孙保营	网 址	http://www.zzup.cn
经 销	全国新华书店	发行电话	0371-66966070
印 刷	河南文华印务有限公司		
开 本	710 mm×1 010 mm 1 / 16		
印 张	16.5	字 数	278 千字
版 次	2021 年 9 月第 1 版	印 次	2021 年 9 月第 1 次印刷

书 号	ISBN 978-7-5645-8043-8	定 价	89.00 元

编委会

作者名单

主　　编　禄保平　苗艳艳

副 主 编　张留巧　范普雨　周　静

编　　委　（以姓氏拼音为序）

　　　　　巴明玉　陈晓乐　胡兆东　姜　权

　　　　　焦　娇　莫万灵　宋　娜　王佳琦

　　　　　王举静　周志文

主　　审　毛德西

作者简介

禄保平(1971 年—),男,河南许昌人,医学博士,河南中医药大学教授,硕士研究生导师。系国家中医药管理局重点学科后备学科带头人、河南省高层次(C 类)人才、河南省学术技术带头人、河南省教育厅学术技术带头人、河南省高校青年骨干教师、河南省高校科技创新人才;兼任中国中医药研究促进会各 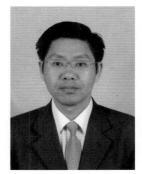 家学说与临床研究分会副会长、中国中医药研究促进会伊尹文化传承发展分会副会长、中华中医药学会名医研究分会常务委员、河南省中医药学会肝病分会副主任委员、河南省中西医结合学会消化病分会副主任委员等职。

主要从事中医药教育教学及科学研究工作。近年来致力于中医药文化管理及名老中医学术思想研究。主持或参与省部级以上科研课题 18 项;获省部级科研和教学奖励 7 项,国家发明专利 2 项;发表学术论文 80 余篇,出版著作 12 部。

前　言

　　郑州系河南省省会、中国历史文化名城、"中国八大古都"之一、华夏文明的重要发祥地。历史上,夏、商、管、郑、韩曾建都于此,隋、唐、五代、宋、金、元、明、清在此设州。现辖6区(中原区、二七区、管城回族区、金水区、上街区、惠济区)、5市(巩义市、荥阳市、新密市、新郑市、登封市)、1县(中牟县)及郑州航空港经济综合实验区、郑东新区、郑州经济技术开发区、郑州高新技术产业开发区。深厚的中原文化,造就了诸多杰出历史人物,并留下丰富的文化遗产。

　　据统计,1911年之前出生且有确切记载的郑州知名医学人物有近百名,留下医学著作60多部。市域内丰富的医药资源、经验和中医药文化遗迹,是郑州乃至中原地区的宝贵历史文化财富,须及时加以整理,并予以体系化,以促进河南省乃至全国中医药文化传承发展。

　　当前,中医药振兴发展迎来了天时、地利、人和的大好时机。党中央、国务院高度重视中医药事业的发展,习近平总书记多次指出,中医药是中华民族的瑰宝,是打开中华文明宝库的钥匙。郑州市委、市政府高度重视中医药传承发展,为了切实把中医药这一祖先留给我们的宝贵财富继承好、发展好、利用好,郑州市卫生健康委员会、郑州市中医管理局委托河南中医药大学开展了郑州中医药文化研究,《郑州中医药文化概览》即是该研究的阶段性成果。

　　本书内容包括4个部分,即郑州历代医家、历代医著、历代医药(含道地药材、名药名方)和历代医迹。在编撰过程中,课题组参阅了大量古今医药著作、地方史志及其他相关文献资料,既注重历史事实、科学依据,又尝试将传统文化、历史传说、逸闻趣事等融合其中,使之兼具科学性和趣味性,以利于中医药文化的推广普及。

在课题研究、资料收集和书稿撰写过程中,我们深刻地认识到,中医药文化研究是一个系统工程,非一朝一夕之功可成。但抱着"功成不必在我,功成必定有我"的想法,虽然书稿尚存在着诸多不尽如人意之处,错讹、疏漏也在所难免,课题组仍不揣浅陋,希望能为郑州中医药文化的传承和发展略尽绵薄之力。在此,也诚请国内外专家学者不吝赐教和指正!

衷心希望广大读者在工作之余,能够借助本书了解郑州深厚的中医药文化,并进一步增强养生保健意识。让我们共同学习、体验和享受中医药文化的无穷魅力吧!

目 录

第一章　郑州历代医家 …………………………………………… 001

第一节　上古时期 ……………………………………………… 002

黄　帝 …………………………………………………… 002

第二节　夏商周时期 …………………………………………… 004

伊　尹 …………………………………………………… 004

鬼谷子 …………………………………………………… 005

第三节　隋唐时期 ……………………………………………… 006

刘　祐 …………………………………………………… 006

郑　虔 …………………………………………………… 007

第四节　两宋时期 ……………………………………………… 009

程德玄 …………………………………………………… 009

娄居中 …………………………………………………… 010

王忠民 …………………………………………………… 010

许　希 …………………………………………………… 011

张　锐 …………………………………………………… 012

郑春敷 …………………………………………………… 013

第五节　元明时期 ……………………………………………… 014

寇　平 …………………………………………………… 014

李守钦 …………………………………………………… 015

王　金 …………………………………………………… 015

第六节　清代（1840 年以前） ………………………………… 016

白鹤鸣 …………………………………………………… 016

曹德泽 …………………………………………………… 017

程 镜…………………………………………017

董联辉…………………………………………018

杜生南…………………………………………018

樊 洧…………………………………………018

樊通润…………………………………………019

弓 泰…………………………………………019

弓士骏…………………………………………020

郭元长…………………………………………021

贾 健…………………………………………021

蒋抑高…………………………………………022

景日昣…………………………………………023

李恩长…………………………………………025

卢士选…………………………………………026

马朝聘…………………………………………026

马铜钟…………………………………………027

马先登…………………………………………027

孟复旦…………………………………………028

倪中魁…………………………………………028

齐至道…………………………………………029

沙 璞…………………………………………029

宋捷三…………………………………………030

宋懋容…………………………………………031

宋辛酉…………………………………………031

宋运善…………………………………………032

孙来鹤…………………………………………032

孙沐恩…………………………………………033

田净意…………………………………………033

王居宸…………………………………………034

王心一…………………………………………034

王应铎…………………………………………035

王允修…………………………………………035

杨永锡 ……………………………………………… 036

翟广涵 ……………………………………………… 036

张　烜 ……………………………………………… 037

张宏业 ……………………………………………… 037

张希曾 ……………………………………………… 038

张性仁 ……………………………………………… 039

张元福 ……………………………………………… 039

张芝芳 ……………………………………………… 040

周同文 ……………………………………………… 041

朱存善 ……………………………………………… 041

第七节　近现代 ……………………………………… 042

白鹤龄 ……………………………………………… 042

丁云从 ……………………………………………… 042

杜云乾 ……………………………………………… 043

耿彝斋 ……………………………………………… 044

郭绍汾 ……………………………………………… 045

何其所 ……………………………………………… 046

荆文甫 ……………………………………………… 047

李继邺 ……………………………………………… 048

李月樵 ……………………………………………… 049

卢树芝 ……………………………………………… 049

马　旦 ……………………………………………… 050

裴金华 ……………………………………………… 051

王庆林 ……………………………………………… 052

魏杰卿 ……………………………………………… 053

温之贞 ……………………………………………… 054

吴旋乾 ……………………………………………… 055

吴湛如 ……………………………………………… 057

辛寓仁 ……………………………………………… 059

薛武承 ……………………………………………… 059

杨秀春 ……………………………………………… 060

袁子震 ……………………………………… 060

张梦侬 ……………………………………… 062

张文甫 ……………………………………… 064

张锡朋 ……………………………………… 065

郑建先 ……………………………………… 065

朱腾蛟 ……………………………………… 066

第二章　郑州历代医著 …………………… 068

第一节　经典类 …………………………… 069

《黄帝内经》 …………………………… 069

第二节　综合类 …………………………… 073

《嵩崖尊生》 …………………………… 073

第三节　妇儿类 …………………………… 077

《女科济阴要语万金方》 …………… 077

《全幼心鉴》 …………………………… 080

《育婴集》 ……………………………… 083

第四节　温病类 …………………………… 086

《瘟疫安怀集》 ………………………… 086

《新编火疫论》 ………………………… 088

第五节　本草类 …………………………… 091

《南方草木状》 ………………………… 091

《胡本草》 ……………………………… 094

《传信方》 ……………………………… 095

《鸡峰普济方》 ………………………… 097

第三章　郑州历代医药 …………………… 101

第一节　道地药材 ………………………… 103

金银花 ………………………………… 103

菊　花 ………………………………… 106

麻　黄 ………………………………… 110

大　枣 ………………………………… 114

葱　白 ………………………………… 117

甜石榴 ………………………………… 120

大　蒜 ···································· 126

芥　菜 ···································· 129

甘　薯 ···································· 133

藕 ····································· 137

防　风 ···································· 147

樱　桃 ···································· 151

柿　子 ···································· 155

西　瓜 ···································· 158

鲤　鱼 ···································· 164

第二节　名药名方 ···························· 168

健儿药丸（肥儿丸） ·························· 168

婴儿健脾散（婴儿素） ························ 169

妇康丸（回生丹） ···························· 171

消毒化毒汤 ································ 172

五珠散 ···································· 173

白喉散 ···································· 174

第四章　郑州历代医迹 ························· 176

第一节　医药始祖拜轩辕 ······················ 177

第二节　中医之源岐伯山 ······················ 185

第三节　千年郑州卢医庙 ······················ 189

第四节　太室山下炼丹庵 ······················ 193

第五节　济世活人药王庙 ······················ 197

第六节　传奇大隗洪山庙 ······················ 202

第七节　清虚无为列御寇 ······················ 206

第八节　一代帝师景日昣 ······················ 213

附录1　郑州历代医家一览表 ···················· 216

附录2　郑州历代医著一览表 ···················· 235

附录3　郑州地产中药材摘录 ···················· 244

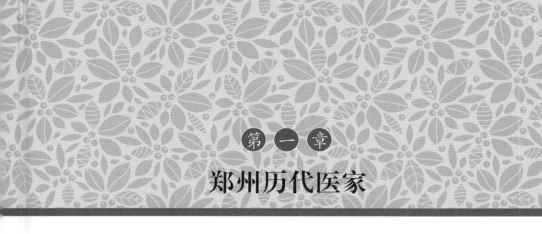

第一章

郑州历代医家

郑州根植于深厚的中原文化,中原孕育了诸多杰出历史人物,如中华人文始祖黄帝,上古著名隐士许由,春秋时期郑国名相子产,战国时期思想家列子、"法家集大成者"韩非子、"千古奇人"鬼谷子,秦末农民起义领袖陈胜,汉初杰出谋臣张良,西晋著名文学家、"中国第一美男子"潘安,唐代著名诗人"诗圣"杜甫、"诗魔"白居易、"诗豪"刘禹锡,宋代著名建筑学家李诫,元代"通儒"、著名理学家许衡,明代内阁首辅高拱,明末抗清名将史可法,明清时期"中原活财神"康百万,等等。

在这片沃土上,从古至今也产生了诸多医家。历代名医大家,对我国医学的持续发展和人民群众的身心健康均做出了重要的时代贡献。据统计,有文献资料记载的1911年之前出生的郑州医学人物有数百名,如中华医药创建者之一的黄帝,被后世尊为"华夏医学始祖"的岐伯,开创"药食同源"先河、被称为中药"汤剂鼻祖"的商代名相伊尹,隋唐时期的刘祐、郑虔,两宋时期的张锐、郑春敷、娄居中,明代儿科学家寇平、道医李守钦,清代儒医景日昣、温病学家田净意、"肥儿丸"创制者张希曾,等等。

由于时间跨度大,各种历史文献资料零散存在、详略不一,至今尚无关于郑州历代医学人物的系统研究。这对于深入挖掘中华优秀传统文化、弘扬发展郑州乃至河南中医药文化十分不利。为此,课题组基于郑州及所辖市、县、区不同时期地方志、历代相关史志等文献资料开展了相关研究。本章以历史时期为纲,以医家为目,对其中83名文献资料较为翔实的郑州历代知名医学人物择要述之。其余156名医家文献资料多残缺不全,则按地域分布列表附后(见附录1)。

研究表明,郑州域内历代医家虽为数甚众,但以清代以后居多。本章所述83位医家中,明代以前者仅14人,清代(1840年以前)43人,近现代

(1840—1911 年)26 人。究其原因有三:一是古代医家地位相对低下,不受重视,能被史志记载者甚少;二是古代受各种因素影响,医家学术资料和生平事迹传播受限,得以流传下来者甚少;三是清代因受社会环境影响,考据之风兴盛,文人潜心医学者甚多。书中所述及清代医学人物中即不乏文人出身者。

习近平总书记强调"要遵循中医药发展规律,传承精华、守正创新"。中医药的发展离不开学术的传承,深入挖掘包括郑州在内的历代医家及其学术成就尤为重要。政府主管部门和有关学术团体应积极组织相关专业技术人员系统整理历代医家资料,建立相应的档案库、数据库,进而利用现代科学技术,对其中有重要价值的内容开展深入研究,使之不断创新发展,造福人民群众。同时,开展此项研究,也是弘扬中华优秀传统文化、坚定文化自信的时代要求。

本章所述,仅为郑州历代医学人物之一隅,文中所述难免有舛讹纰漏之处,唯待以后继续深入挖掘研究和修正完善。

第一节　上古时期

黄　帝

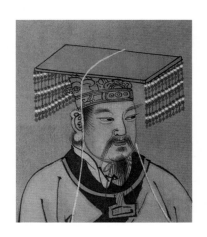

【**地域**】据《史记·五帝本纪》载：居于轩辕之丘（今河南省郑州市新郑市北关）。

【**朝代**】上古时期。

【**生卒时间**】约公元前2717年—公元前2599年。

【**医家概况**】黄帝，号轩辕，本姓公孙，后改姬姓；建都于有熊，亦称有熊氏。古华夏部落联盟首领，远古时代华夏民族共主，五帝之首，被尊为"华夏始祖"、中华"人文初祖"。

因有土德之瑞，故号黄帝。以统一华夏部落与征服东夷、九黎族而统一中华的伟绩被载入史册。在位期间，播百谷草木，大力发展生产，始制衣冠、建舟车、制音律、创医学等。

【**主要著述**】现存《黄帝内经》18卷（分为《素问》《灵枢》各9卷）。《汉书·艺文志》还记载有《黄帝外经》37卷、《黄帝岐伯按摩经》10卷；《隋书·经籍志》载有《黄帝甲乙经》10卷、《黄帝八十一难经》2卷、《黄帝众难经》1卷、《黄帝素问女胎》1卷、《黄帝明堂偃人图》12卷，均已亡佚。

【**医事轨迹**】《黄帝内经》是以黄帝和岐伯问对为主要形式，假托黄帝之名撰著而成。全书计18卷、162篇，涉及医学、天文、历法、气象、地理、心理、生物等多学科内容。其医学知识又可分为基本理论和医疗技术两大类。就其理论部分而言，则大致分为养生、阴阳五行、藏象、经络、气血津液、病因病机、病证、诊法、论治、运气10类。

该书集中反映了我国古代的医学成就，创立了中医学的理论体系，奠定了中医学的发展基础，被后世奉为"医家之宗"，在世界医学史上也占有一席之地。同时，《黄帝内经》所提出的"整体观""治未病"等理念对现代医学的发展亦有着积极影响。

【**逸闻轶事**】

1. 晋代皇甫谧《帝王世纪》载："黄帝使岐伯尝味草木，典医疗疾，今经方、本草之书咸出焉。"

2. 南宋罗泌《路史》载："古有岐伯，原居岐山之下。黄帝至岐见岐伯，引载而归，访于治道。"

【**出处**】《史记·五帝本纪》、《新郑县志》（清代乾隆四十一年）、《新郑县志》（1992年）、《郑州市志·第1分册》（1999年）等。

第二节　夏商周时期

伊　尹

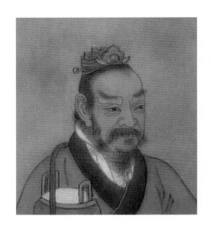

【地域】据《列子·天瑞》:"伊尹生乎空桑。"据张国硕等考证,伊尹辅佐商汤所居住建都的亳城,即为郑州。

【朝代】商代。

【生卒时间】约公元前 1649 年—公元前 1550 年。

【医家概况】伊尹,姒姓,伊氏,名挚,因其母居伊水之上,故以伊为氏。夏末商初著名政治家、军事家、思想家,商朝开国元勋、道家学派创始人之一、中医汤剂鼻祖、中华厨祖。历事成汤、外丙、仲壬、太甲、沃丁五代君主 50 多年,被后人奉祀为"商元圣"。

【主要著述】《汉书·艺文志》所载"经方十一家"中的《汤液经法》32 卷,乃托名伊尹所作。

【医事轨迹】

1. 将烹调与养生有机结合,开创了"药食同源"之先河。

2. 创制汤液,提高了药物药效,标志着方剂的诞生,被称为中医汤剂鼻祖。

【逸闻轶事】

1.殷墟甲骨文中有关于后代祭祀伊尹的内容。在甲骨文中有"伊尹""伊""伊奭""黄尹"等称呼,皆指伊尹。甲骨文记载的疾病约有20多种,如疾首、疾目、疾耳、疾口、疾身、疾足、疾止、疾育、疾子、疾言、蛊、龋等,还有疾年、雨疾、降疾等,虽不能说与伊尹有直接关系,但伊尹肯定参与过类似占卜活动。

2.据晋代皇甫谧《针灸甲乙经·序》言:"伊尹以亚圣之才,撰用《神农本草》以为《汤液》……仲景论广伊尹《汤液》为数十卷,用之多验。"据此,张仲景所撰《伤寒论》与伊尹《汤液经》具有密切传承关系。

【出处】《帝王世纪》、《平顶山师专学报》(2004年第4期)、《伊尹汤液经》(2009年)等。

鬼谷子

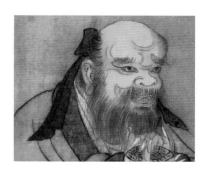

【地域】据南朝宋裴骃《史记集解》引东晋徐广语:"颍川阳城有鬼谷,盖是其人所居,因为号。"颍川阳城即今河南省登封市告成镇。据考证,在告成镇北沟村有鬼谷洞。

【朝代】战国。

【生卒时间】不详。

【医家概况】鬼谷子,本名王诩,别名王禅,号玄微子,曾任楚国宰相。身怀旷世绝学,精通百家学问,是著名的道家、思想家、谋略家、兵家、阴阳家、外交家、语言学家、法家、名家、发明家、医学家和伟大的教育家。教育培养了苏秦、张仪、孙膑、庞涓等众多历史风云人物,被誉为千古奇人。

【主要著述】据《隋书·经籍志》,著有《鬼谷子》《本经阴符七术》等。

【医事轨迹】

1. 尝入云蒙山采药,得道,颜如少童。

2. 重视养生。鬼谷子养生说是中国最早的养生理论之一。其养生理论概括起来主要有盛神、养志、实意、保身、守时、仿生6个方面。

【逸闻轶事】《东周列国志》中说:"关内云阳,有一处地面,名曰鬼谷。以其山深树密,幽不可测,似非人之所居,故云鬼谷。内中有一隐者,但自号曰鬼谷子,相传姓王名诩,晋平公时人,师从老子,在云雾山与宋人墨翟,一同采药修道……其人通天彻地,精通百家,人不能及。一曰数学,日星象纬,在其掌中,占往察来,言无不验;二曰兵学,六韬三略,变化无穷,布阵行兵,鬼神不测;三曰言学,广记多闻,明理审势,出词吐辩,万口莫当;四曰出世,修真养性,祛病延年,服食异引,平地飞升。"

【出处】《史记集解》、《东周列国志》、《登封县志》(清代康熙五十二年)。

第三节　隋唐时期

刘　祐

【地域】荥阳(今河南省郑州市荥阳市)。

【朝代】隋代。

【生卒时间】不详。

【医家概况】刘祐(一作刘佑),隋代学者。文帝开皇初(581年)为大都督,封索卢县公。精于占卜,兼知律历、医术。

【主要著述】奉敕撰《产乳志》2卷,已佚。另撰兵书《金韬》10卷、《阴策》20卷、《观台气候》6卷、《玄象要纪》5卷、《律历述文》1卷、《婚姻志》3卷、《式经》4卷、《四时历成法》1卷、《安历志》12卷、《归正易》10卷,皆佚。

【医事轨迹】不详。

【逸闻轶事】刘祐曾奉命与张宾、刘晖、马显共定《显定历》。开皇四年(584年)成书,上奏皇帝,颁布天下施行。

【出处】《河南通志》(清代雍正)、《开封府志》(清代同治二年)、《续荥阳县志》(民国十三年)、《荥阳市志》(1996 年)、《郑州大辞典》(2002 年)、《隋书·刘祐传》、《北史·刘祐传》。

郑 虔

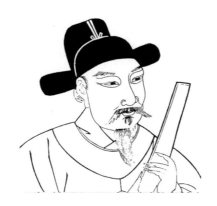

【地域】郑州荥阳(今河南省郑州市荥阳市)。

【朝代】唐代。

【生卒时间】691—759 年(据《郑虔墓志》)。

【医家概况】郑虔,字趋庭(又作若齐、弱齐、若斋),唐代著名文学家、书法家、画家。景云元年(710 年)进士及第,历任左监门录事参军、尚乘直长、太常寺协律郎、左青道率府长史、广文馆博士、著作郎等。安史之乱中,被叛军任为水部郎中,借口有病未到职任事。叛平,贬台州司户参军。至台州后,以振兴教育为急务,亲自任教,培育人才。此后台州风俗渐进,儒学颇兴。后病逝于台州官舍。

1999 年 10 月,被郑州史学界、文化界的专家学者推选为"郑州十大历史名人"之一。

【主要著述】著有《胡本草》7 卷,已佚。另有《天宝军防录》《荟萃》等著作。流传下来的诗作仅有《闺情》一首。2001 年上海古籍出版社出版《唐郑虔书画》。

【医事轨迹】郑虔颇有文才,尤精书画,又好读方书,尤喜搜集历代有关药物治病的文献资料,常采集中草药为人治病。

当时胡人慕其书画,郑虔就经常以书画换药品。在唐玄宗欲往西子国求灵药,监察御史杨范臣进谏"胡药之性,中国多不能知"的影响下,郑虔进一步搜集整理胡中(泛指我国北方少数民族和西域地区)药物和应用经验,撰成《胡本草》7卷,为后世研究外来药留下了宝贵资料。

【逸闻轶事】

1.涉猎广泛,建树颇多。郑虔长于地理、历史、军事、医药,并均有著作问世。早年,曾撰国史文章80多篇,因被人诬告私撰国史,他只得偷偷销毁,并因此获罪。所著《天宝军防录》文字简练,叙事详尽,为当时文人学者所折服,称他为"郑广文"。杜甫称赞他"荥阳冠众儒,早闻名公赏""才过屈原""道出羲皇""德尊一代"。

郭沫若在《李白与杜甫》(1971年人民文学出版社出版)一书中,曾这样评价他:"这位郑虔,倒真是一位多才多艺的老'博士'。他能诗,能画,会写字,会弹琴;而又是星历家、医药学家,兵法家。他最有趣的是饭吃不饱偏好喝酒,没有钱便向朋友讨钱去喝。"

2.持之以恒,勤学不怠。相传郑虔居住京城长安时,每天练习书法,苦于没纸,得知城南慈恩寺里有柿叶数屋,于是搬住寺内,每天在柿叶上写字,竟达到如醉如痴的程度。几年后,他将寺存柿叶书写殆尽,成为当时颇负盛名的书法家。人称其草书如"疾风送云,收霞推月"。

3.郑虔三绝,流芳百世。郑虔曾将他的画加上题诗献给唐玄宗,玄宗十分赞赏,推崇备至,于是在画上写下"郑虔三绝"4字。从此,"郑虔三绝"成为佳话。杜甫《八哀诗·故著作郎贬台州司户荥阳郑公虔》中诗句"昔献书画图,新诗亦俱往……三绝自御题,四方尤所仰",就是对郑虔诗、书、画被唐玄宗誉为"三绝"而为时人所倾心仰慕往事的生动描述。

【出处】《续荥阳县志》(民国十三年)、《荥阳市志》(1996年)、《郑州市志·第8分册》(1999年)、《郑州志》(明代嘉靖)、《新唐书·郑虔传》、《新唐书·艺文志》、《国史经籍志》、《古今名医言行录》、《乾陵文化研究》(2017年)。

第四节　两宋时期

程德玄

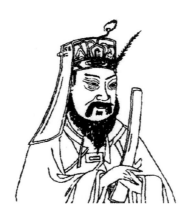

【地域】郑州荥泽县(今河南省郑州市荥阳市东部、郑州市惠济区古荥镇一带)。

【朝代】宋代。

【生卒时间】940—1004 年。

【医家概况】程德玄(一作程德元),字禹锡。精通医术。曾任京邑押衙、翰林使、东上阁门使、翰林司事、代州刺史、慈州刺史、环州知州、邠州知州、并州知州等职,后追赠为郑州防御使。景德(1004—1007 年)初卒,年 65 岁。

【主要著述】未见著作流传。

【医事轨迹】不详。

【逸闻轶事】

1. 太平兴国二年(977 年),平海节度使、检校太师陈洪进(914—985 年)入朝觐见,太宗命程德玄前去迎接慰劳。在船舰渡淮水时,起了暴风,大家都很害怕,请求不要继续前进了。程德玄说:"我带着皇帝的诏命,怎么能躲避危险呢?"于是继续行进,风浪很快就停止了。

2. 司马光《涑水记闻》中记录了宋太祖赵匡胤驾崩之后,晋王赵光义入承大统之事的经过。在此过程中,身为医官的程德玄扮演了重要角色,发挥了举足轻重的作用。这从太宗践祚后,立即封其为翰林使就能看出些许端倪来。

【出处】《宋史·程德玄传》、《涑水记闻》、《河南通志》(清代光绪二十八年)、《荥泽县志》(民国十三年)、《古籍研究》(2017年第1期)。

娄居中

【地域】东虢(今河南省郑州市惠济区古荥镇北。一说为河南省郑州市荥阳市)。

【朝代】南宋。

【生卒时间】不详。

【医家概况】娄氏曾设药肆于临安(今浙江杭州),世称"金药臼"。据载,"有子登第,以恩得初品官"。

【主要著述】著有《食治通说》1卷,凡6篇,由丞相赵忠定公为其作跋。已佚。部分内容可见于明代穆世锡《食物辑要》(一作《食物纂要》)。

【医事轨迹】

1. 娄氏为人治病,重视调理脾胃。提出"节满意之食,省爽口之味"的观点。

2. 重视"上工治未病",强调"食治则身治",对药膳食疗起到了承传与引领作用。

3.《食物辑要》"蚕豆"条载,"娄居中云:一人误吞针,以蚕豆、韭菜煮食,良久,针从大便出。"

【逸闻轶事】未见流传。

【出处】《河南通志艺文志》(民国间铅印本)、《中国医籍考·卷十五》、南宋陈振孙《直斋书录解题》、《宋史·艺文志》、《食物辑要》。

王忠民

【地域】颍阳(今河南省郑州市登封市西南)。

【朝代】宋代。

【生卒时间】不详。

【医家概况】世代业医。幼通经史,自靖康(1126—1127年)以来,数言边防利害于朝,然不愿出仕,累召不至。后高宗渡江,则隐居不出矣。

【主要著述】未见著作流传。

【医事轨迹】不详。

【逸闻轶事】未见流传。

【出处】《宋史·王忠民传》。

许　希

【地域】冀州(今河南北部、河北一带),其祖许应祥为汜水(今河南省郑州市荥阳市汜水镇)主簿,职满占汜水籍历三世。

【朝代】北宋。

【生卒时间】不详。

【医家概况】许希,字叔微。生而颖异,博览群书,赴举未第,遂弃儒业,潜心医道,以神悟入医家三昧。擅长针灸之术。曾任翰林院医官、殿中省尚药奉御。

【主要著述】著有《神应针经要诀》(一作《神应针经诀》)一卷,已佚。

【医事轨迹】许希擅长针灸,曾独创"兴龙穴"。南宋王执中《针灸资生经》中说:"许希针经之穴,既与诸经不同,其名又异,如兴龙穴之类是也。亦不附入者,不欲以一人之私名,乱诸经之旧穴,以兹后学者惑也。"许氏由于"兴龙穴"治愈了仁宗皇帝的疾病,而受到嘉奖(见以下"逸闻轶事")。王执中却因为此穴在诸经穴中不见记载,乃许希一人所创,而在书中不予录入,以致淹没了许氏的研究成果,实在可惜。

【逸闻轶事】许希原是一名草泽医生,但其针灸技术十分高明,名震京师。景祐元年(1034年),宋仁宗身患重病,御医屡次进药无效,众人十分担忧。冀国大长公主(仁宗皇帝之姑母)久闻许希医名,乃推荐其诊治。许氏诊视后,认为针刺心下包络之间穴位,即可很快痊愈。左右侍医皆认为不可,太危险了。后经诸黄门(官职名,亦指太监)身试无恙,乃以针进。仁宗很快病愈,并任命许希为翰林医官,赐绯衣、银鱼及金币。据说,仁宗皇帝醒来后,慨然说道:"真惺惺(高明之意)呀!"遂名此穴为"惺惺穴",其后又更名为"兴龙穴"。

许氏用所得赏赐,在宋都开封西隅修建"扁鹊庙",并在庙中从事医学教育工作,当时很多人纷纷随他学习医术。后来,朝廷就把太医局设在庙旁,许希后官至殿中省尚药奉御。

【出处】《汜水县志》(民国十七年)、《河南中医学院学报》(2004 年第2 期)、《宋史·列传》。

张 锐

【地域】蜀(今四川成都一带),家居郑州(今河南省郑州市)。

【朝代】宋代。

【生卒时间】不详。

【医家概况】张锐,字子刚。初为武官,官至成州团练使,但笃好医方医术,用心攻读医著并得精妙之处甚多,常为人遣方治病,效果甚佳,遂声名远著。曾任太医局教授,为宋徽宗(1082—1135 年)时御医。

【主要著述】著有《鸡峰普济方》30 卷、《鸡峰备急方》1 卷,刊刻于世。

【医事轨迹】

1. 治学严谨,辨证详尽。临证辨证细心,严谨详尽,疗效甚佳,验案颇丰。所著《鸡峰普济方》综括了宋代有关医方和炮制及制药方面的成就,影响很大。在著述的过程中,他撷古采今,撮拾方药,体现了发前人之未发的治学风格。

2. 实事求是,勇揭己短。他从不自吹自擂,反对"学方书未知万一""自以为足"者。曾以自己为儿子治病因辨证失误、差点酿成大错的案例,说明自己医技存在不足之处。这种谦虚求实、正确评价自己、敢于揭己之短的学风是值得后世学习的。

3. 医德高尚,有求必应。在行医治病的过程中,每以病家性命为重,并以自己的所作所为维护医者形象。

【逸闻轶事】《夷坚志》记载:刑部尚书慕容彦逢任起居舍人时,因老母亲患病到郑州邀请张锐。待张锐赶到时,患者已经死亡。当时正是暑月炎热天气,张锐提出要看看死者,慕容不忍,并怀疑张锐是借故要钱,就说:"你的来回路费,我一定全部补给,就不必烦劳再看了。"张锐执意要看,说道:"伤寒患者有死一昼夜而复活的,我来了怎能不看看呢?"慕容无法推辞,就请他到屋内看望。张锐撩开面纱仔细观察,又召来法医问道:"你见过夏天死亡的人面色红赤吗?"法医说:"未曾见过。"张锐又问:"口是张开的吗?"法医说:"不是。"张锐接着说:"这个患者是因汗不得出而昏厥的,没有死啊! 不要急着入殓。"于是,张锐急忙取药煎好,给病人灌服,并告诉家属:"要注意护理,如果到夜半患者大泻,就有复活的希望了!"到了半夜,看护的人果然听到呼呼的声音,原来患者已拉大便满席,污满床褥,臭秽难闻。全家大喜,急去敲门呼张锐,张锐说:"我今天身体劳累不能起床,也没必要去看,明天才能继续用药啊!"天刚放亮,张锐便启程返回郑州去了。慕容到了张锐住处,见只留下平胃散一帖。于是让母亲服下,不几天病就好了。

【出处】南宋洪迈《夷坚志·乙志》、南宋陈振孙《直斋书录解题》、南宋周守忠《历代名医蒙求》、明代李梴《医学入门·历代医学姓氏》、《辽宁中医杂志》(2006 年第 10 期)。

郑春敷

【地域】荥阳(今河南省郑州市荥阳市)。

【朝代】南宋。

【生卒时间】不详。

【医家概况】郑春敷,世业医。早年习读医书,集诸家之善,抄传世验方,究心于妇产科诸症。其后裔郑仲饶,宋度宗咸淳年间(1265—1274 年)任太医院监局兼翰林院提举。

【主要著述】尝广集众说及效方,撰《女科济阴要语万金方》2 卷。刊于宋孝宗隆兴三年(1165 年)。

【医事轨迹】不详。

【逸闻轶事】因药方取得不易,郑春敷并不希望让太多人了解其著作。《女科济阴要语万金方》自序云:"嘱我后人,不可轻视苟传,虽至亲密友,如甥舅师弟之间,不可借鉴。"至度宗咸淳年间,郑春敷之孙太医院监局兼翰林院提举郑仲饶无意得到此书,并加以重刻,序末亦不忘叮嘱后人:"凡为吾后之子孙,若拱璧视之,勿弁髦忽之,而轻借与人,轻售与人"(据 2006 年上海辞书出版社《全宋文》)。

【出处】《中医图书联合目录》《中国医籍通考》《历代医书丛考》《中医人名辞典》《中医人物词典》《女科济阴要语万金方·序》。

第五节 元明时期

寇 平

【地域】嵩阳(今河南省郑州市登封市)。

【朝代】明代。

【生卒时间】不详。

【医家概况】寇平,字衡美。精于幼科,对于儿科证治颇有研究。

【主要著述】曾"选古方之效于今者",编撰成《全幼心鉴》一书,刊于明成化四年(1468年)。

【医事轨迹】提出"医要十全"。即:一要识字,二晓阴阳,三通运气,四辨浮沉,五知反恶,六会针灸,七尝药性,八观虚实,九要礼貌,十要人和,此乃十全也。何为三德? 若依十全三德,此乃真医道之人也。

倡导"为医三德"。一德者,深明仁义,博览经书,通三教之幽微,知性命之理趣,仁在昆虫之外,智超众人之前;二德者,情性敦厚,道艺深沉,正直处德,心善无毒,艳色红妆见如不睹,笙箫嘹亮听若不闻,锦绣罗绮观如流水,满堂金玉视若浮云,千钟之禄不可费其志,万钟之贵不可损其心,不可为其财而损其德,不可为其利而损其仁;三德者,痴聋喑哑不可以欺瞒,英雄豪杰不可以趋奉,富贵之家不可以犀象脑子以为丸,贫贱之家不可以麻渣曲末以为散,高低无二药,贫富一般医,上不欺乎天,下不欺乎地,中不欺乎人。依方修合,积德救人。

【逸闻轶事】未见流传。

【出处】《医藏书目》《中国医籍考·卷七十五》《中医图书联合目录》《全幼心鉴》。

李守钦

【地域】河南汜水县(今河南省郑州市荥阳市汜水镇)。

【朝代】明代。

【生卒时间】不详。

【医家概况】李守钦,号肃菴(一作肃庵),又号洞元真人。著名道医。聪明善悟,读书损神,病将危,得蜀医医而愈之,即北面受其业。走峨眉,邂逅异人,授岐伯要旨。归从黄冠游,尤精太素脉理,又能预知人事远近,活者不可胜数。诸王台省,咸敬礼之。寿九十有八。

【主要著述】著有《方书一得》《太素精要》等书,均佚。

【医事轨迹】不详。

【逸闻轶事】李守钦徙居荥泽观中,有客自河北来,星冠羽扇,守钦识其非常人,即谨遇之。数日谈论,皆世外事。守钦善对,客甚敬之,曰:"先生我师也。"又曰:"三日后,罗主事过此,我当去也。"因题诗于壁而别。越三日,果罗主事自南而北,经于荥泽,为黄河泛涨所阻,栖迟观中,偶见所题,惊曰:"此吾世父之笔,缘何题此哉? 始知客为罗念菴也。人由是谓守钦能识仙客,号为洞元真人。"

【出处】《汜水县志》(民国十七年)、《荥阳市志》(1996 年)、《古今图书集成医部全录宗录:医术名流列传》、《中国医籍考·卷二十》。

王 金

【地域】秦之西安(今属陕西)。明隆庆六年(1572 年),随高拱(1513—1578 年)客居新郑(今河南省郑州市新郑市)行医。

【朝代】明代。

【生卒时间】不详。

【医家概况】王金,字芝山。明嘉靖时期(1521—1566 年)著名方士、医家。年 17 岁时因救落水道人而授予秘术。其子怀芝(一作怀之)、孙继怀亦精医药,均世之名医。

【主要著述】未见著作流传。

【医事轨迹】不详。

【逸闻轶事】明世宗朱厚熜(年号嘉靖)好方术,王金被召而见宠,此后出入宫廷 20 年。嘉靖四十四年(1565 年)正月,伪造《诸品仙方》《养老新书》,制长生妙药献嘉靖帝。隆庆元年(1567 年),被下狱论死。隆庆三年(1569 年)经高拱提议重申,而减罪戍边。数年后徙居开封府新郑。临殁,嘱其子怀芝曰:"尔父以方术贾祸,汝其慎之。"嗣后,怀芝隐于医。怀芝之殁也,复以嘱其子继怀,后遂以医济世。

【出处】《新郑县志》(清代乾隆四十一年)、《新郑县志》(1992 年)、《中医大词典》(2004 年)、《明史·高拱传》。

第六节　清代(1840 年以前)

白鹤鸣

【地域】荥阳(今河南省郑州市荥阳市)三李村。

【朝代】清代。

【生卒时间】不详。

【医家概况】白鹤鸣,字寿亭。承袭其父白庆堂云骑尉之职。博览群书,尤好岐黄家言,于病证脉理靡不洞悉,医名噪一时。所至,人争延之,活人无算。官至光州(今河南省潢川、光山、固始等县)黎家集守备。卒于任上。其子白绍曾世其业,论病证洞彻根源,剖析微茫,无不应手奏效,人称"仙手佛心"。

【主要著述】著有《温病条辨》《外科证治》数卷,未见流传。

【医事轨迹】不详。

【逸闻轶事】未见流传。

【出处】《续荥阳县志》(民国十三年)、《荥阳市志》(1996 年)。

曹德泽

【地域】巩县洛口(今河南省郑州市巩义市河洛镇洛口村)。

【朝代】清代。

【生卒时间】约生活于道光(1821—1850 年)、咸丰(1851—1861 年)年间,具体生卒年月不详。

【医家概况】曹德泽,字育万,号蕙庵,又号莲山。太学生。嗜学能文,兼工书法,以应试不售,弃儒习医,久之精其术,诊治多捷效,名著于时。

【主要著述】著有《卫生提纲》若干卷。未见刊行。另据《中国医籍大辞典》《中国医籍续考》,与王云锦合编《育婴集》(清代田净意撰)。

【医事轨迹】不详。

【逸闻轶事】未见流传。

【出处】《巩县志》(民国二十六年)、《中国医籍大辞典》(2005 年上海科学技术出版社)。

程　镜

【地域】中牟县(今河南省郑州市中牟县)。

【朝代】清代。

【生卒时间】不详。

【医家概况】程镜,岁贡生。精于医理,治人不取值。

【主要著述】未见著作流传。

【医事轨迹】不详。

【逸闻轶事】程镜父之侧,县学生,以长厚称于世。教镜有方,镜甫成立,之侧没,丧葬尽礼。事庶母极恭,尤笃友爱。岁俭,必为粥以济里党。有奇贫二百余人,谋就食异乡。镜闻,急止之,曰:"奈何轻去故土乎? 我稍有盖藏,曷往取之。"立罄粟二百余石,由是里中无流离者。

【出处】《中牟县志》(民国二十五年)。

董联辉

【**地域**】河南荥阳(今河南省郑州市荥阳市)。

【**朝代**】清代。

【**生卒时间**】不详。

【**医家概况**】生平未详。

【**主要著述**】撰有《瘟病说略》(一作《温病说略》)4 卷。未见刊行。

【**医事轨迹**】不详。

【**逸闻轶事**】未见流传。

【**出处**】《续荥阳县志》(民国十三年)、《荥阳市志》(1996 年)。

杜生南

【**地域**】河南巩县(今河南省郑州市巩义市)。

【**朝代**】清代。

【**生卒时间**】不详。

【**医家概况**】杜生南,字召芰,号宗川。岁贡生。晚年业医,善治痘疹。

【**主要著述**】著有《订正神应心书》2 卷。未见刊行。另有《制塾三才集》遗稿。

【**医事轨迹**】不详。

【**逸闻轶事**】杜氏教人以立品为先,尤加意寒士。有贫民李某,少孤,其祖寄葬石子河西岸,生南周济之,乃得与祖母合葬祖茔。是年秋水大发,河岸尽没,李某深感之。

【**出处**】《巩县志》(清代乾隆五十四年)、《河南通志艺文志》(民国间铅印本)。

樊 洧

【**地域**】河南密县(今河南省郑州市新密市)。

【**朝代**】清代。

【生卒时间】不详。

【医家概况】樊洧,邑庠生。性情宽厚,乐善好施。对受业者,从来不问修金。精于医术,活人无数,亦不索受谢礼。

【主要著述】未见著作流传。

【医事轨迹】不详。

【逸闻轶事】有一年,县里闹饥荒,瘟疫流行。樊洧时年八十有余,仍然不论昼夜,为人悉心诊治疾病。他曾经在路边捡到五千钱,于是就在原处一直等到丢钱的人,并如数奉还。

【出处】《密县志》(清代嘉庆二十二年)、《密县志》(民国十三年)、《密县志》(1992 年)。

樊通润

【地域】河南密县(今河南省郑州市新密市)。

【朝代】清代。

【生卒时间】不详。

【医家概况】樊通润,号云鹤。精岐黄术,治病因症处方,无不应手立愈,知名于时。寿九十八,无疾而终。

【主要著述】著有《医学述要》10 卷,藏于家。

【医事轨迹】不详。

【逸闻轶事】未见流传。

【出处】《密县志》(民国十三年)、《密县志》(1992 年)、《中医辞海》。

弓 泰

【地域】郑县(今河南省郑州市)。

【朝代】清代。

【生卒时间】约生活于光绪(1875—1908 年)年间。具体生卒年月不详。

【医家概况】弓泰,字仁斋。性淳朴,年逾八十,与胞兄友恭如孩提。以医知名。

【主要著述】著有《方脉合编》《眼科正谬》《幼科医案》诸书,未见流传。

【医事轨迹】刘瑞璘(1859—1929 年)《弓仁斋医书序》云:"弓氏所著《方脉合编》《眼科正谬》《幼科医案》,条分缕晰,言简意赅,不以脉理之深奥而晦目,不以证治之微茫而侈口,病立一案,案立一方,可以救世,可以传世,诚良相之典型,治国之模范也。"

【逸闻轶事】未见流传。

【出处】《郑县志》(民国二十年)、《河南通志》(民国三十一年)、《河南通志艺文志》(民国间铅印本)。

弓士骏

【地域】河南郑县弓寨(今河南省郑州市惠济区弓寨村)。

【朝代】清代。

【生卒时间】具体生卒年月不详。

【医家概况】弓士骏,字伯超。自幼嗜读医书,潜心研究。有人劝其参加童子试,默而不应。弓氏医术高明,据民国五年《郑县志》卷十一(下同)载:"求医者踵至,无不应手回春,医名大噪。"他医德高尚,曾治愈河南某中丞之母瘫疾,"中丞强授之以官,不应;赠以金,亦不受"。

【主要著述】著有《弓氏医书辨讹》16 卷,存者 4 卷(今未见)。据载"得其书者,试用之皆效"。

【医事轨迹】

1. 弓氏侄女患目疾,诸医药之罔效。其兄年老,仅有此女,钟爱逾常。弓氏以药制硫黄二两,令女服之,药进而愈。

2. 河南某中丞之母患瘫疾,弓氏诊之,曰:"是病也,寒湿凝结脏腑,状如冰,宜用白砒四两服之,以大热救大寒,譬之烈日照冰,宿冻可解。"中丞疑其言,弓氏曰:"服此如误,愿伏锧斧。"中丞母闻之,曰:"与其服他药而增剧,不若服毒药而速毙也!"命立购白砒。中丞令以其半数进服,戌时服之,亥时婢报曰:"太夫人坐床褥。索饮食矣!"中丞大喜趋告,弓氏曰:"药服半剂乎?不然,太夫人能起行矣!"中丞以实对,欲再服其余,弓氏曰:"不可! 前者毒结脏腑,以毒攻毒,当不受害。今脏腑之毒已净,再用杀人。"

【逸闻轶事】

1.《弓氏医书辨讹》载,弓氏出生前,其母夜梦头陀(注:梵文 dhūta 的译音,意为"抖擞",即去掉尘垢烦恼。因用以称僧人,亦专指行脚乞食的僧人)入室而生。是以暗示济世为梦兆。

2.弓氏曾揭皇榜为嘉庆皇帝医病,誉满京城,被封为御医总管、吏部尚书,后因看不惯朝廷腐败,遂弃官而去。

【出处】《郑县志》(民国五年)、《郑县志》(民国二十年)、《河南通志艺文志》(民国间铅印本)、《中原医侠》(40集电视剧本)、《郑县名人志》、《弓氏家谱·人物传记》、《武当》(2014年1期)、《针灸新境》(2011年河南科学技术出版社)、《清代医林人物史料辑纂》(2013年辽宁科学技术出版社)、《中国历代科技人物生卒年表》(2002年科学出版社)。

郭元长

【地域】河南密县(今河南省郑州市新密市)。

【朝代】清代。

【生卒时间】不详。

【医家概况】郭元长,字乾一。邑庠生,性孝友。精于岐黄之术,时人称之"国手"。

【主要著述】未见著作流传。

【医事轨迹】不详。

【逸闻轶事】郭元长继母瘫痪在床,他昼夜不离左右,精心侍奉两载。继母去世后,他不食酒肉,不入内室。姐姐家中贫寒,他一直奉养至老,并在她去世后予以厚葬。

【出处】《密县志》(嘉庆二十二年)、《密县志》(民国十三年)。

贾 健

【地域】河南汜水县(今河南省郑州市荥阳市汜水镇)。

【朝代】清代。

【生卒时间】不详。

【医家概况】贾健,以医为业。素有济世之心,遇贫病者辄出药疗救,不望其报。

【主要著述】未见著作流传。

【医事轨迹】不详。

【逸闻轶事】贾健慷慨尚义,与人无隙。其所居村临汜水,乃捐建义桥,行人便之。

【出处】《汜水县志》(乾隆九年)、《汜水县志》(民国十七年)。

蒋抑高

【地域】河南荥阳(今河南省郑州市荥阳市)。

【朝代】清代。

【生卒时间】不详。

【医家概况】蒋抑高,幼承家范,和光谦德,在乡里颇有声望。精研医学,尤善眼科,常施药济人。父锋锐,一生积善;子绍文、孙逢频,不坠家风。

【主要著述】未见著作流传。

【医事轨迹】不详。

【逸闻轶事】蒋抑高生平乐善好施,不图名利。有一次,二十里铺的义和坊将五十两纹银掉在了柜底,一时没有找到。店主忽然想起蒋抑高白天到过坊中,于是让人询问他是否借用了银两。蒋抑高说借了,并马上偿还。到了年终打扫卫生时,店主才发现银两原来掉在了柜底。于是设宴谢罪,蒋抑高一笑置之。

【出处】《续荥阳县志》(民国十三年)。

景日昣

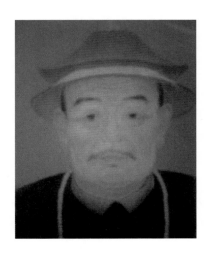

【地域】中岳嵩山登封大冶街（今河南省登封市大冶镇），后曾居县城。

【朝代】清代。

【生卒时间】生于1661（一说出生于1658年），卒年不详。

【医家概况】景日昣，字东阳（或作冬阳、冬旸、东旸），号嵩崖。康熙辛未（1691年）进士，清代政治家、文学家、教育家、医学家。先后任陕西道、山西道、浙江道、江南道、河南道监察御史，又升鸿胪寺、太仆寺少卿、宗人府府丞、都察院左副都御史，后升礼部、户部侍郎，加礼部尚书衔。幼年治《易经》，稍长，因母病而涉猎医术。又数年，研究《黄帝内经》《难经》诸书，悟医、易同源之理。雍正三年（1725年），告老归里，在嵩山南麓，叠石溪上游建别墅居住，从事著述。

【主要著述】康熙三十五年（1696年），著成《嵩崖尊生全书》15卷，刊于世，今存（详见第二章）。另著有《说嵩》《嵩阳学》《学制书》《嵩台随笔》《嵩岳庙史》《会善寺志》《龙潭寺志》及笔记诗文若干卷。

【医事轨迹】雍正帝登基那年，夫人晋升皇后，一时高兴，欢庆宴上，推杯换盏，贪吃了几口。回宫后自觉身体不适，午夜发热、腹泻，腹痛难忍。张太医细心诊察后，确诊为胃寒食积，消化不良，便开了一付暖胃化食导泻的药方，内有巴豆四两。雍正帝一看，脸色骤然阴沉下来，遂以谋害罪名将张太医打入死牢,并对太医院也起了疑心。

正在愁眉不展之际,太监忽然想起曾为皇太后巧治虿包病的景日昣,雍正于是急令太监去礼部接来了礼部侍郎景日昣。景氏经过望闻问切,看过张太医的药方,说道:"皇后的病包在微臣身上了。不过,治病之药我要到太医院亲自配制,亲手煎熬。"景日昣到太医院取回了药,仅煎熬时间就用去半个多时辰。皇后服下药后,疾病明显减轻。又经过几剂调理,完全康复。

雍正大喜过望,正要嘉奖景日昣。景氏却言道:"微臣不敢贪功。其实,张太医的诊断是正确的,用药也完全合理,并未有谋害皇后之心。您看,我开的药方中同样有巴豆四两。"雍正一看,果真如此。景日昣接着讲:"皇上只看到了'巴豆'二字,却没有注意到前面还有个'炙'字,炙过的巴豆毒性小,再加上煎药时用了半个多时辰,毒性就更小了,但药力不减。我当初提出要自己亲手配制药方,亲手煎熬,也是怕皇上知晓有巴豆这味药物而遭杀身之祸,蒙不白之冤。"雍正一听有道理,当即传旨释放了张太医。

张太医得知事情真相后,对景氏感激不尽,两人自此也成了推心置腹的好朋友。景日昣告老还乡后,张太医还特意两次从北京到登封看望景日昣。

【逸闻轶事】景氏幼年家境贫困。其母有病,无钱买参,医生说可用鸽子代替。于是他就想方设法捕鸽,孰料鸽飞回巢,而鸽巢在县衙,不能随便进出,景氏只能望衙而哭。县令得知其孝心后,命人用笼盛鸽让他拿回。后母亲病故,他一面拆洗旧衣为母装殓,一面暗下决心学医。

景氏因家贫上不起学,老师见其聪明便让他免费学习。于是发奋努力,刻苦学习,因成绩优异,被选入县学。康熙十二年(1673年),入嵩阳书院,二十六年中举人,三十年会进士。当时名人仇沧柱、王宛平、徐昆山等看了他的文章,啧啧称赞,以公卿之位期望。

景氏初任广东肇庆府高要县知县,平雪冤案,很受人民欢迎。县内有水灾,常溺死人畜,淹没庄田。汛期到来,他乘船上岸察水情,思索方案经多次治理,水患解除。高要人民感激他的功绩,在他治水站立的地方建立生祠以表纪念。政绩上报后升京畿监察御史。他巡视郊区,发现井内有无头死尸,让有关人员处理数月不能破案;他亲自便衣访察,尽得其情,京民叹服。

他曾向皇帝上《粤中征米浮价》《矿商病民》等奏疏,内容恳切详明,表现了对人民疾苦的关心。皇帝对他的爱民精神非常赏识,又知他是个良医,因此屡迁其官。他在任礼部侍郎其间,对礼乐制度做了许多修订。曾3次主持科考,所选拔的人才,后皆为天下名士。

【出处】《登封县志》(乾隆五十二年)、《登封县志》(1990 年)、《河南通志艺文志》(民国间铅印本)、《四库全书总目提要》、《嵩崖尊生全书·序》、《郑州日报》(2014 年 2 月 26 日)。

李恩长

【地域】中牟县城北大庙李村(今河南省郑州市中牟县大孟镇大庙李村)。

【朝代】清代。

【生卒时间】1820—1875 年。

【医家概况】李恩长,字绵斋,号遂初。童龀课读,即过目成诵。16 岁中秀才,翌年补廪,24 岁考中道光甲辰科举人,32 岁考中咸丰壬子恩科进士,授翰林院庶吉士。曾出任江西袁州府万载县知县,又任彭泽县知县。后调京修国史。55 岁时调任安徽宁国知县,翌年病故于任所。长于诗赋,博通古文,对医学造诣很深。

【主要著述】著有《遂初诗文集》,后毁于兵灾。

【医事轨迹】李恩长在京候缺期间,当朝名人曾九卿对其文才、毛中堂(毛昌熙)对其医道都十分推崇。晚年赋闲在家,为家乡父老医好不少疑难杂病。

【逸闻轶事】某年,县东北仓家寨仓翰林母亲得了一种怪病。饭没少吃,身体却越来越瘦,请了几位名医,用药不见好转,骨瘦如柴。又从京城回府,带回名医为母医治,仍无一点起色,众人非常着急。次日,仓翰林亲自乘轿去请李恩长诊治。李恩长仔细诊断后,开了一剂药,上写砒霜四两。仓翰林吓了一身冷汗,思量再三,决定按药量减半试一试,结果病情大有好转,忙差人再请李恩长。李恩长诊断后却不住地摇头,起身便走。仓大人再三施礼,恭请明示。李恩长问是否按剂量用药,仓答减半服用。李恩长说,老太太得的是一种怪病,腹内生一条大虫,所吃饭、药都被大虫而食,天长日久必定消瘦无比。四两砒霜足以把虫杀死,而今减半服用,实乃虫子一时中毒,病见好转,其实已再无药可治了。言罢告辞而归。半个月后,仓老太太果然命归西天。

【出处】《中牟县志》(民国二十五年)、《中牟县志》(1999年)、《郑州日报》(2009年12月15日第12版)、《郑州晚报》(2014年9月25日第Z07版)。

卢士选

【地域】巩县北官庄村(今河南省巩义市北官庄村)。

【朝代】清代。

【生卒时间】不详。

【医家概况】卢士选,字青臣,号月川。光绪二十三年巩县岁贡。由廪贡议叙教职,历任新蔡县、林县、获嘉县教谕,卫辉府学训导,开封府学教授。其先世以医知名。卢氏少年多病,屡患失血,故浏览方书,自疗而愈。此后益加刻苦,精研《三指禅脉决》《医宗金鉴》及徐大椿、陈念祖诸名医之书,所得益深。公余为人治疾,求治者甚众。曾设帐于汴垣(今河南开封、长垣),因求医者甚多,即改药室行医。

【主要著述】著有《月川医案》,未见流传。

【医事轨迹】不详。

【逸闻轶事】卢氏喜爱吟诗,积久成册。著有《醉吟窗诗草》《规劝录》《闻见录》《别墅闲谈》等作品。

【出处】《巩县志》(民国二十六年)、《巩县志》(1991年)、《民国重修林县志·职官·提名表五》。

马朝聘

【地域】河南密县(今河南省郑州市新密市)。

【朝代】清代。

【生卒时间】不详。

【医家概况】马朝聘,字君选。邑庠生。精于岐黄,旁通医学。

【主要著述】著有《资生灵通》57卷,未见流传。另著有《崇实录》《论语讲义》《周易正义》等。

【医事轨迹】不详。

【逸闻轶事】未见流传。

【出处】《密县志》(嘉庆二十二年)、《密县志》(民国十三年)。

马铜钟

【地域】长葛县谷马村(今河南省长葛市石固镇谷马村)。咸丰十一年(1861年),迁居郑州十八里河村(今河南省郑州市管城回族区十八里河镇十八里河村)。

【朝代】清代。

【生卒时间】不详。

【医家概况】不详。

【主要著述】未见著作流传。

【医事轨迹】曾开设"永盛堂"中药铺,专门制售"猪肝散",主治小儿腹泻、贫血、疳积等病症。在郑州城南一带享有盛名,并行销河南洛阳、陕西西安、甘肃兰州等地。

【逸闻轶事】未见流传。

【出处】《郑州市志·第1分册》(1999年)。

马先登

【地域】荥阳(今河南省郑州市荥阳市)东五十里马嘴村。

【朝代】清代。

【生卒时间】生于乾隆(1736—1795年)末年,卒于同治(1862—1874年)中年。具体生卒年月不详。

【医家概况】马先登,秉质颖异,孤介自持,不随俗为俯仰。尤精于医。行医之暇,手不释卷,尤喜读《周易》,玩索有得,便欣然忘食,偶为人占课,辄有奇验。

【主要著述】精于韵学,著《韵学指南》4卷,已佚。

【医事轨迹】马氏医德高尚,其心存济物,无亲疏远近,遇有患难,苟力所能为,必设法拯救。生平足不至城市,亦不轻入富贵之门。唯贫困者,以病告则徒步随之,不留饭,亦不受谢也。尝曰:"富贵之家,力能延医,吾不往可易他人,至于贫家,医士每不屑顾,既求吾,安忍却之?"故当时有"马善人"之名。

【逸闻轶事】未见流传。

【出处】《续荥阳县志》(民国十三年)。

孟复旦

【地域】中牟县(今河南省郑州市中牟县)。

【朝代】清代。

【生卒时间】不详。

【医家概况】孟复旦,字卿云。精针砭术,济人甚众。有谢之者,分毫不受。

【主要著述】未见著作流传。

【医事轨迹】不详。

【逸闻轶事】孟复旦曾专门延请贤明之士,开设馆舍授徒。远近来学者,都有所成就。县令姚某赠以锦旗,曰:"达尊有二。"

【出处】《中牟县志》(同治九年)、《中牟县志》(民国二十五年)。

倪中魁

【地域】汜水县(今河南省郑州市荥阳市汜水镇)少固村。

【朝代】清代。

【生卒时间】不详。

【医家概况】倪中魁,字抡元。擅长瘟疫、伤寒等症。子用章,世其业。

【主要著述】未见著作流传。

【医事轨迹】倪氏传究岐黄之业,医名大著,汜(今荥阳市汜水镇)、巩(今巩义市)、荥(今荥阳市)间闻风者,踵相至。其性情坦易,热诚济物,承累世家。时医所束手者,中魁遇之,辄奏奇效。

【逸闻轶事】咸丰间,被邑令某聘为官医,并额其门曰:九代医宗。

【出处】《汜水县志》(民国十七年)。

齐至道

【地域】河南汜水县(今河南省郑州市荥阳市西北汜水镇西)。

【朝代】清代。

【生卒时间】不详。

【医家概况】齐至道,精医术,以济人为心,就诊求药者,日盈其门。凡难危之症,他人束手,经其治疗,无不应手立愈。常亲制丸味,以给贫者,不责其报。年八十六,无疾而逝。

【主要著述】未见著作流传。

【医事轨迹】不详。

【逸闻轶事】未见流传。

【出处】《汜水县志》(民国十七年)。

沙　璞

【地域】郑县(今河南省郑州市),世居东街。

【朝代】清代。

【生卒时间】不详。

【医家概况】沙璞,字莹侯,湖北候补巡检。因母病而弃儒学医,研习岐黄。

【主要著述】未见著作流传。

【医事轨迹】不详。

【逸闻轶事】沙璞母亲马孺人常患病,多方医治不效。遂弃儒学医,习岐黄事,研究母病之所由来。及试之,随手辄效。母病愈而名益噪,延请者踵相接。光绪癸卯(1903 年),河南督学朱宗师采访孝友,旌其门,曰:"内行纯备。"

【出处】《郑县志》(民国二十年)。

宋捷三

【**地域**】荥阳小京水北冈(今河南省郑州市荥阳市豫龙镇一带)。

【**朝代**】清代。

【**生卒时间**】不详。

【**医家概况**】宋捷三,字锡堂。幼从岁贡生宋凤起学医,尽得其术,尤其擅长痘疹。其识症精确,用药奇妙。寿七十九。子宋广述,世其业。

【**主要著述**】未见著作流传。

【**医事轨迹**】

1. 郑县李国政晚年始生一子,患痘甚剧,群医束手无策。李心急如焚,延请宋捷三诊治。诊查完毕,宋说:"此症确实凶险,万幸不是逆证。"开罢处方,又说:"服药二剂,至某日当起长,某日当灌浆,某日当结痂,你大可不必担心,只是到灌浆时尚须再来诊治一次即可。"到了灌浆之时,宋诊查后说:"尚须继续服药,否则会出现面麻。"又开一方,嘱服二剂,患儿安然获愈。如宋所言,没有出现面麻。

2. 常庄王大群患大渴症,饮水不止,历经诸医用药无效。宋捷三诊查后说道:"这是寒极似火之证。"于是投以大剂参附汤,诸症立止。

3. 郑县生员王世勋之妻屡患小产,前来求治。宋说:"这种疾病应当在未孕之前积极调理,受胎之后悉心保护。每月都要服药数剂,才能收效,可不是诊治一次就能见效啊!"如其所言,每月一诊,过了不久就怀孕了,没有再出现小产,胎儿发育良好。

【**逸闻轶事**】宋捷三生性清廉耿介。患者有送诊封(即红包)者,无论多少,一律拒收,并说道:"我生平从不受礼! 如果是食物酒果之类,还可勉强接受。若是财物,则必须退还。"有患者恳请他收下以表谢意,他说:"君子要以道德为标准来爱护人,你若定要我接受,那就是让我留下贪婪之名啊! 就不要强人所难了!"邻里亲友无以为报,就赠送他一块匾额,上书"著手成春"。

【**出处**】《续荥阳县志》(民国十三年)、《荥阳县卫生志》(1986年)。

宋懋容

【地域】河南荥阳(今河南省郑州市荥阳市)。

【朝代】清代。

【生卒时间】不详。

【医家概况】宋懋容,字子温。父宋文昭,以医济人,一生行善。懋容世其业。行年九十,无疾而终。

【主要著述】未见著作流传。

【医事轨迹】宋懋容行医时,遇到患者延请,每以所到先后为序。药资任由患者自给,欠账了也不追讨。有不还账者,时间久了,就把账簿一烧了之,并说道:"不留账簿了,免得使子孙生讨账之心。"这样的情况大概有3次。

【逸闻轶事】宋懋容一生恪守规矩,遵循礼法。直到年逾八旬,每遇年节及先人祭日,犹率子弟上坟。有人说:"您也该歇息一下了!"他回答说:"这是我的本分,也是应当遵守的礼制! 一日尚存,礼不可废。不如此,怎么能给后世子孙做表率?"同乡翰林孙钦昂(1825—1896 年)赠以"福缘善庆"匾额。

【出处】《续荥阳县志》(民国十三年)。

宋辛西

【地域】河南荥阳(今河南省郑州市荥阳市)。

【朝代】清代。

【生卒时间】? —1900 年。

【医家概况】宋辛西,字位西。其曾祖宋文昭、祖宋懋容,皆以儒医名闻当时。辛西自幼业儒,府县试屡列前茅。年逾三十,始承家学,潜心研究《素问》《难经》诸书。后又受学于马先登先生之门。医术精进,药到病除,如桴应鼓,名震一时。卒年七十有一。子宋树琴、宋树棋,皆以医名;孙宋多三、宋畏三,亦世其业,世居城东五十里府君庙。

【主要著述】未见著作流传。

【医事轨迹】宋辛西善以脉候决生死,丝毫不爽。凡不治之症,其死或远在数月之外，或近在旬日之间，据脉预断，无不验者。有一马姓回民，气已绝而身尚温。宋诊之曰："此暂时气闭，非死也。"一药而愈。又有郑县凤凰台宋姓者，自城归，偶不适。行不半路，恰与之遇，急求诊治。甫着手，曰："脉已绝，当速归，缓恐不能及家。"其人果死途中。

【逸闻轶事】宋辛酉虽自幼习儒，通晓经文，但仕途艰难，年逾三十，仍未能求取丝毫功名。于是幡然醒悟道："功名实乃身外之物，何如继承家学，还能济世救人。"于是精研岐黄，然后出而济世。郑州牧焦仰之曾赠以"仙手佛心"匾额。

【出处】《续荥阳县志》（民国十三年）、《郑县志》（民国二十年）。

宋运善

【地域】荥阳小京水西冈（今河南省郑州市荥阳市豫龙镇一带）。

【朝代】清代。

【生卒时间】不详。

【医家概况】宋运善，字普斋。累世皆儒医。祖辈宋凤起（廪贡）、宋泽溥（恩贡）皆医，名噪一时。其父宋开第（增贡生）擅长针灸，曾悬壶于须水镇（今郑州市中原区须水镇）。他继承家传，颇有心得，尤精儿科。临证处方不尚奇异，悉依古法而投，无不应手取效。胞弟宋运时（廪贡）、堂弟宋吉人（附生），皆以医显。子宋其义、宋其瑾，亦世其业。

【主要著述】未见著作流传。

【医事轨迹】不详。

【逸闻轶事】宋运善官阶议叙八品。他医术精湛，疗效显著，颇得乡邻推崇。乡里曾赠以"道阐灵枢"匾额颂之（注：灵枢，即《灵枢经》九卷，与《素问》九卷合称《黄帝内经》）。

【出处】《续荥阳县志》（民国十三年）。

孙来鹤

【地域】荥阳石井沟（今河南省郑州市荥阳市崔庙镇石井村）。

【朝代】清代。

【生卒时间】不详。

【医家概况】孙来鹤,字子访。自幼习儒,博闻强记,在乡里教书近四十年。兼通医学,尤精眼科。

【主要著述】未见著作流传。

【医事轨迹】孙来鹤精于岐黄之术,对医学见解颇多独到之处。他治疗疾病从不收取谢礼;对于从远方来就医者,还资助食饮,并每日赠予药物。因此,百姓都十分感念他。翰林院编修赵东阶(1853—1931 年)赠以"术并丹溪"匾额,称颂他医术与金元著名医家朱丹溪齐肩。

【逸闻轶事】孙来鹤治家严正有则,自其高祖以下,八世同居,内外皆无闲言,受到众人赞许。同乡翰林孙钦昂(1825—1896 年)为其题词曰:智圆行方。

【出处】《续荥阳县志》(民国十三年)。

孙沐恩

【地域】巩县罗庄(今河南省郑州市巩义市回郭镇罗庄)。

【朝代】清代。

【生卒时间】不详。

【医家概况】孙沐恩,字波及。以孝友著称。晚年留心医学。

【主要著述】辑有《药方类编》十卷,未见梓行。

【医事轨迹】不详。

【逸闻轶事】孙沐恩内行醇美。其姊适刘家中落,躬馈粟米济之,风雪必往。

【出处】《巩县志》(民国二十六年)。

田净意

【地域】从河北迁至河南巩县,隐居于海上桥村(今河南省郑州市巩义市大峪沟镇海上桥村)。

【朝代】清代。

【生卒时间】不详。生活在道光年间。

【医家概况】田净意（一作田静意），名鸾，字净意。

【主要著述】著有《瘟疫安怀集》《育婴集》。另著有《鹿鸣集》，已佚。

【医事轨迹】不详。

【逸闻轶事】田净意生活在清道光年间，隐居于海上桥村，来无影，去无踪，人们能闻其声而难见其人，所以称其为"田仙儿"。传说他精通阴阳五行，善扶乩占卜，又善治病，能写诗作文，更精于写八股文，善书行草，颇具名家风范。隐居此处后，不问世事，悬壶治病，有求必应，屡救世人，起死回生。

【出处】《巩县志》（民国二十六年）、《史话巩义》（2012 年中州古籍出版社）。

王居宸

【地域】河南荥阳（今河南省郑州市荥阳市）。

【朝代】清代。

【生卒时间】不详。

【医家概况】王居宸，字寰一。监生。业岐黄之术，精五运六气。

【主要著述】未见著作流传。

【医事轨迹】不详。

【逸闻轶事】嘉庆癸酉年（1813 年）闹饥荒，王居宸族侄六七岁，父亲不幸去世。于是将族侄收养，并视若己子。娶妻结婚后，又让他重返本宗。贡生范培钦（1826—?）记其轶事，并刻碑纪念。

【出处】《续荥阳县志》（民国十三年）。

王心一

【地域】河南密县（今河南省郑州市新密市）。

【朝代】清代。

【生卒时间】不详。

【医家概况】王心一，性孝友，博闻强识。学儒不售，遂业医。远近贫富延请，皆应之，病愈不受馈遗。

【主要著述】著有《验方新集》《痘疹新集》等书，藏于家。

【医事轨迹】不详。

【逸闻轶事】未见流传。

【出处】《密县志》(民国十三年)、《密县志》(1992 年)。

王应铎

【地域】中牟县城西北三官庙(今河南省郑州市中牟县三官庙乡三官庙村)。

【朝代】清代。

【生卒时间】? —1901 年。

【医家概况】王应铎,字金声。幼年业儒,天资聪颖,早年中秀才,后屡应乡试不中,而弃儒学医,"舍孔孟而师岐黄,披吟历代名医之书,弃诗书而诊方脉,探讨济世活人之术"。精心钻研《神农本草经》《本草纲目》等名医著作。擅长痘疹及瘟疫治疗。

【主要著述】晚年将历年得心应手的良方集腋成裘,纂成《痘疹汇编》一书。编中所载痘后发斑、疹后留毒或顺或逆,一切杂症,分类调治,方无不效。其中,对痘疹从发病到病后护理,钻研尤深,深受时人推重。光绪二十七年(1901 年)病逝后,县人张某将此书刊印分发。今未见。

【医事轨迹】

1. 长于痘疹,善治瘟疫。每遇难治之瘟疫,危险之痘疹,药到病愈,效力如神。当其时,乡人尊称儒医,亲友视若神明。晚年医道高明,齿德兼优,看病额外认真,开方分外周到。

2. 不惮烦劳,博采广搜。于陈编中获得奥妙,问题融会而折中之,乃治病之要在望闻问切、因病施药,不徒以据脉定证,作欺人之语也。所以起死回生,屡试屡验。

【逸闻轶事】未见流传。

【出处】《中牟县志》(民国二十五年)、《中牟县志》(1999 年)。

王允修

【地域】河南荥阳(今河南省郑州市荥阳市)城北河王村。

【朝代】清代。

【生卒时间】不详。

【医家概况】王允修，字德符。精针灸，通岐黄。活人无数。针法治疗口眼㖞斜尤为拿手。

【主要著述】未见著作流传。

【医事轨迹】王允修精于运气之学，每年都会详审时令，并根据预测结果购置各种药物备用。他医德高尚，凡遇到贫困乡邻求治，诊查后即为之取药，药到病除，而不取药资。

【逸闻轶事】张允修所在村东头原有一座水口，年久失修，荡然无存，加之风雨不断侵蚀，交通几乎因此而中断。他为此忧心如焚，提议乡邻共同修缮。经过认真准备，光绪三十二年春终于开工。他亲任总办之职，不辞辛劳，历经数载，在光绪三十四年秋完工。至今仍造福桑梓。乡里专门刻立碑碣记载其事。

【出处】《续荥阳县志》（民国十三年）。

杨永锡

【地域】河南密县（今河南省郑州市新密市）。

【朝代】清代。

【生卒时间】不详。

【医家概况】杨永锡，以医术知名。子杨鼎三，医名益盛。

【主要著述】著有《痘疹详说》十二卷、《伤寒摘要》八卷、《杨氏医案》若干卷，藏于家。

【医事轨迹】不详。

【逸闻轶事】其子杨鼎三能世其业，人皆称为杨七，先生而不名。尝诊一无疾之人，云："汝于二年后，立秋日当不起。"后果如其言，神妙如此。

【出处】《密县志》（民国十三年）、《密县志》（1992 年）。

翟广涵

【地域】河南荥阳（今河南省郑州市荥阳市）。

【朝代】清代。

【生卒时间】不详。

【医家概况】翟广涵，字泳吾。聪颖敏悟，颇有智谋。业医，晚年益精，认症用药炉火纯青，一时名医无出其右者。寿八十一。

【主要著述】未见著作流传。

【医事轨迹】不详。

【逸闻轶事】翟广涵为人豪爽，不喜阿谀，喜交文士，热心兴学，在当地享有很高声誉。乡邻赠以锦旗，称许他"望重闾里"。

【出处】《续荥阳县志》（民国十三年）。

张　烜

【地域】河南密县（今河南省郑州市新密市）。

【朝代】清代。

【生卒时间】不详。

【医家概况】张烜，字熙止。岁贡生。孝友宽仁，好学不倦。善岐黄之术，病者投之辄效。其子基年，为增广生，以诗文名，亦精医术。

【主要著述】未见著作流传。

【医事轨迹】不详。

【逸闻轶事】张烜为人宽厚。有一次，一名盗贼入室偷窃，被其家人捉住，跪于阶前。张烜见了，说道："他只是个穷苦人，放了吧！"

【出处】《密县志》（嘉庆二十二年）。

张宏业

【地域】中牟县（今河南省郑州市中牟县）。

【朝代】清代。

【生卒时间】不详。

【医家概况】张宏业，字图远。精于医理。为人疗疾从不居功，亦不受谢。

【主要著述】未见著作流传。

【医事轨迹】不详。

【逸闻轶事】乾隆二十六年(1761年),河决堤,族人避灾,依之者皆计口赡其朝夕,居二月,无倦容。

【出处】《中牟县志》(民国二十五年)。

张希曾

【地域】郑县,世居官井巷(今河南省郑州市管城回族区盐店后街)。

【朝代】清代。

【生卒时间】1835—1908年。

【医家概况】张希曾,字省斋。晚清名医。自幼聪颖过人,喜欢读书,淡泊功名,见百姓为疾病所苦,遂立志济世救人,潜心钻研医术,于针灸、方剂着力甚大。研制著名方药"肥儿丸"。在一次远道行医途中因饥食甘薯,引发疾病去世。

【主要著述】著有《针灸要诀》(一作《针要诀》)。未见刊行。

【医事轨迹】

1. 精于针灸。尝曰:"人则天地之数始于一,而终于九。九而九之,九九八十一,以起黄钟之数,此天人相通之道也。故一针皮,二针肉,三针脉,四针筋,五针骨,六针调阴阳,七针益精,八针除风,九针通九窍。除三百六十五数节气,各有所主,去风宜浅,破块宜深。"先生医人,以针为要,针灸所不能及者,然后济之以方药疗效甚佳。光绪二十五年(1899年),郑州学正(中国古代文官官职名。宋国子监置学正与学录,掌执行学规,考校训导)朱炎昭旌其门曰:"金针度世。"

2. 善治食积。经多年研究,以巴豆、杏仁、蜂蜡、郁金等配制成一种儿科良药。药色橙黄,俗称黄块药(即后世"肥儿丸"的前身),专治婴幼儿、少年食积、消化不良等症,具有祛病驱虫、无病强身之效,对于成人的肠胃病也有一定的疗效。可谓药好价廉,风行郑州城乡。

【逸闻轶事】张希曾崇尚道教,常去郑州卢医庙同道士卢本固(1831—1929年)谈天论道,二人结为知己。卢本固出生于贫寒之家,父辈靠别人家办喜事时放铁炮讨赏钱艰难度日,没有人办喜事时全家就要饿肚子。为谋生路,卢本固小时候就去中岳庙学道。张希曾见卢本固生活拮据,就将自己多年研制的中医良药"肥儿丸"的配方秘传于他。卢医庙本是祭祀神医扁鹊之地,卢老道将"肥儿丸"制成后,药效灵验,购者云集,人称"卢医庙肥儿丸"。

【出处】《郑县志·人物志》(民国五年)、《郑县志》(民国二十年)、《郑州市管城回族区志》(1993 年)、《中国道教》(2011 年第 3 期)。

张性仁

【地域】巩县益家窝(今河南省郑州市巩义市芝田镇益家窝村)。

【朝代】清代。

【生卒时间】不详。

【医家概况】张性仁,少时孤贫,寄身释门,大僧名之曰"性仁"。每晚籝灯诵读《灵枢》《素问》,夜恒达旦,后得仲景《伤寒》《金匮》各书,益肆力不懈,遂以其意诊疗各病,应手立效。喜曰:"吾今得以行吾仁。"

【主要著述】未见著作流传。

【医事轨迹】不详。

【逸闻轶事】康熙六十年,张性仁所在寺庙大僧去世后,性仁不再为僧,远走南召,入山伐木担柴,资釜鬶,升斗自给无所求于世。遇有人家病辄采山药往医之,寻即愈,不敢尸其功,终亦不受馈谢金。询之则曰:"吾以行吾仁,非市利于是人,多感其惠,为之遍采药物以酬之,药积乃如山。远方金石等亦皆具仁心,广仁泽周矣。"

【出处】《巩县志》(民国二十六年)。

张元福

【地域】河南荥阳(今河南省郑州市荥阳市)。

【朝代】清代。

【生卒时间】不详。

【医家概况】张元福,字德先。精于岐黄,识症精确。孙张文生,世其业,有祖风。

【主要著述】未见著作流传。

【医事轨迹】

1. 李谟的儿子患病,生命垂危。张元福诊查之后说道:"这是宿食停积所致,当用下法。"李谟面露难色,张说:"现在用药尚可挽回,再迟疑就无能为力了!"下之果愈。

2. 张登庸的妻子左侧大腿疼痛,不能伸屈。张元福查看情况后说道:"这是小肠痛。痛治好了,大腿自能伸屈!"于是处方用药,如言而愈。

【逸闻轶事】张元福容貌修伟,性情方严,不轻言笑。他制行教家,遵循礼法。邻里若有纷争,得其一言即解。咸丰末年,为躲避匪乱,而修筑保安寨,并被大家推为寨首。他严格约束自己,悉心规划做事,深得乡邻信赖。在他身上,还有"辞千金之产而不取,焚五百缗债券以恤贫"的故事,至今仍传为美谈。

【出处】《续荥阳县志》(民国十三年)。

张芝芳

【地域】河南荥阳(今河南省郑州市荥阳市)。

【朝代】清代。

【生卒时间】不详。

【医家概况】张芝芳,字香泉。笃于孝友,以医济人。亲友延请,远不辞劳,愈不受谢。年逾八旬,医术益精,济人益广。

【主要著述】未见著作流传。

【医事轨迹】

1. 有"干甲风"患者,病情危重,前来求医。张芝芳看了前医所开方药,说道:"处方没有问题,只是当归、白芍用量小了。"于是在原方基础上,将当归改为一两,白芍改为八钱。服药一剂,而病如失。

2. 有暑月疫病患者前来求医,张芝芳所开方中用麻黄三钱,遂汗出而解。有人问道:"疫病当禁麻黄,暑月尤当如此。而您用至三钱之多,何以立效?"答曰:"因为方中有生地八钱。"

【逸闻轶事】张芝芳去世后,乡邻对他思念不止,就为他立了一块懿行碑,碑文由邑中名士李渤(1845—?)撰书。

【出处】《续荥阳县志》(民国十三年)。

周同文

【地域】河南密县(今河南省郑州市新密市)。

【朝代】清代。

【生卒时间】不详。

【医家概况】周同文,字衡章。廪膳生。少年丧父,家贫力学,事母尽孝。因母病而习医,凡求治者,无论贫富皆往,从不收受患者谢礼。

【主要著述】著有《伤寒论辨症详说》(一作《伤寒辨证详说》)一书,未见刊行。

【医事轨迹】不详。

【逸闻轶事】以孝闻于世。周同文年少丧父,家中贫穷,偶得美味食物,总是先孝敬母亲。居母丧,不入内室,不食酒肉。

【出处】《密县志》(嘉庆二十二年)。

朱存善

【地域】今河南省郑州市中牟县刘集镇朱塘池村。

【朝代】清代。

【生卒时间】1826—1909 年。

【医家概况】朱存善,字黄轩。自幼聪明好学,早年中秀才。屡应乡试不中,遂弃学就医。至晚年,医学精通,活人无算,遐迩颂为神手。

【主要著述】著有《阴阳论》一书,立论精深,补医林之不足,为家藏传本,惜未付印。

【医事轨迹】朱存善行医不尽遵古法。对一般疑难病症,均能药到病除。每遇异症,就独自卧床深思,然后霍然而起,大胆用药。处方惊人,常为同行所难理解,但却奏效如神。

他生性耿直,品行端方,医德高尚,深受乡里称赞。患者有所馈赠,一概拒绝。

【逸闻轶事】未见流传。

【出处】《中牟县志》(民国二十五年)、《中牟县志》(1999 年)。

第七节　近现代

白鹤龄

【地域】巩县（今河南省郑州市巩义市）后泉沟（一作水泉沟）。

【朝代】近现代。

【生卒时间】1879—1944 年。

【医家概况】白鹤龄，字寿亭。先执教，后习医，精眼科。能施"金针拨内障"手术，使患者重见光明。其子白文兴、孙白庆一皆继其业。

【主要著述】未见流传。

【医事轨迹】白鹤龄医术精湛。民国三年（1914 年），孙家湾郭某眼球脱出，经白鹤龄治疗后痊愈，遂名震一方。他医德高尚，对于贫困患者，皆予免费治疗。

【逸闻轶事】据载，白鹤龄心地善良，每年春节均会拿出 250 千克小麦赈济饥民。临终时仍不忘告诫家人："多做善事，广济众生；精研医理，为人造福。"

【出处】《巩县志》（1991 年）。

丁云从

【地域】祖籍浙江绍兴。1948 年定居中牟县东漳村（今河南省郑州市中牟县东漳乡东漳村）。

【朝代】近现代。

【生卒时间】1899—1990 年。

【医家概况】丁云从，祖传中医世家。17 岁从父学医，5 年后在开封、信阳、周口、漯河、南阳等地行医。他潜心学习，长期实践，医术造诣颇深。行医 60 载，诊治病例数十万。擅长治疗妇科、儿科和疑难病症。

【主要著述】未见著作流传。据其临床经验整理成篇的著述有《转胞的治疗》《带下症的辨证与治疗》《痛经的临床诊治》《浅谈逆经的分裂与治疗》《癃闭症治验的病案两则》《生化汤对产后病的临床应用》《产后大便下血的治验》《产后发烧治验一则》《崩漏的分型与治疗》《小儿慢脾风的治疗》《再生性贫血的病案一则》等。

【医事轨迹】

1. 辨证准确,用药谨慎。对久治不愈或别人不治的疑难杂症,他都大胆接收,尽心尽力进行抢救。患者转到他手中,经精心治疗多能转危为安。

2. 擅长妇科、儿科和疑难病症,对医治妇科"产后败血攻心症""女儿痨"(此病极易误诊为干血痨,经脉不调)更具疗效。

【逸闻轶事】丁云从医品高尚,医术高明,疗效独特,远道慕名前来求诊者不乏其人。人们称誉他:"生活俭朴一床被,患者看病排成队,从未吃过应时饭,加班加点不知累。"

【出处】《中牟县志》(1999年)、《民国时期河南医疗状况研究》(2014年天津师范大学博士论文)。

杜云乾

【地域】祖籍河南新郑。后来中牟行医,定居城关(今河南省郑州市中牟县城关镇)。

【朝代】近现代。

【生卒时间】1900—1982年。

【医家概况】杜云乾,自幼家境贫寒。早年师从名医宋振华,勤奋刻苦,博览典籍,攻读岐黄,医术日臻成熟。对中医内科、儿科、外科、妇科造诣颇深。1956年转入中牟县人民医院中医科工作。后来专攻儿科,造诣颇深。多次被评为地、县级劳动模范,连续当选中牟县第一至三届人民代表大会代表。

【主要著述】未见著作流传。曾在《中医杂志》发表《湿疹验方》一文。由学生整理其手记成篇,在《中原医刊》发表有《治疗乳腺炎经验》《治疗小儿泄泻经验》《治疗小儿咳嗽经验》等论文。

【医事轨迹】

1. 主张用各家之长,着重临床经验,对不少疾病及病理有独到见解。创造了不少经验良方,如自制中医外科用"灵药散",对治疗骨髓炎、乳腺炎、痈疽等都有独到之处。

2. 精研李杲、叶桂学说,重视突出脾胃,用药以"轻灵"见长,善治小儿肺炎、腹泻、惊风等危症。用药一两剂,药价低廉,却能力克沉疴,声誉斐然。

【逸闻轶事】杜云乾医术精妙,医德高尚,威望甚高。患者耿守仁患败血症,病情危重,久治不愈,慕名而来。经他精心调治,得以痊愈,群众赠给他"术媲鹊佗"的巨匾(注:鹊,指名医扁鹊,即秦越人;佗,指华佗)。

【出处】《中牟县志》(1999 年)、《民国时期河南医疗状况研究》(2014 年天津师范大学博士论文)。

耿彝斋

【地域】登封县(今河南省郑州市登封市)唐庄。

【朝代】近现代。

【生卒时间】1891—1969 年。

【医家概况】耿彝斋,一作耿樊斋。1921 年开始行医。1955 年到登封县唐庄卫生所工作,1960 年任登封县人民医院中医师,1961 年调卢店乡卫生院。系河南省卫生厅 1964 年备案的 99 位名老中医之一。擅长中医妇科、儿科及疑难杂病。

【主要著述】未见著作流传。其部分临床经验可散见于《毛德西医论医案集》《毛德西用药十讲》等出版物。

【医事轨迹】

1. 临证思维清晰,用药简练,在当地颇具声望。其遣方用药,少则二三味,多则七八味,如所开的安胎方,仅有 4 味,即杜仲、续断、桑寄生、菟丝子。

2. 对于小儿口疮,认为是吃生冷伤及脾阳所致,治疗方药为:白术、山药、白扁豆、干姜、白豆蔻、大枣。痛甚者,可加黄连少许。

3. 认为小儿痰饮多由伤食而致,消食是治疗小儿咳、痰之大法。

4. 常用茺蔚子治疗头痛、头晕(高血压病),并将茺蔚子的作用概括为"祛瘀导滞"4 字。

【逸闻轶事】未见流传。

【出处】《登封县志》(1990 年)、《郑州市志·第 8 分册》(1999 年)、《毛德西医论医案集》（2019 年河南科学技术出版社）。

郭绍汾

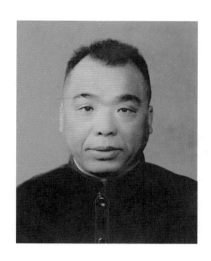

【地域】密县（今河南省郑州市新密市）袁庄。

【朝代】近现代。

【生卒时间】1911—1992 年。

【医家概况】郭绍汾，男，郑州市第三人民医院名老中医。自幼苦读私塾，因家庭贫寒，不能维持生计，于 16 岁时拜师学艺，跟随当地名医方贯一学习。3 年期满，学业有成，在密县与荥阳等地行医。1950 年到郑州开诊所，为百姓把脉看病。1952 年与他人合办中医诊所。1953 年被接纳为郑州市第三人民医院中医科医师，在此医院工作 40 年，生前为副主任医师。

【主要著述】未见著作流传。其部分临床经验可散见于《毛德西医论医案集》《毛德西用药十讲》等出版物。

【医事轨迹】

1. 针药并用，擅长诊疗小儿疑难病。如小儿脊髓灰质炎（小儿麻痹症）、小儿脑瘫、小儿五迟症等，所诊治患儿遍及全国各地。所研制的乌蛇膏在治疗小儿麻痹、下肢瘫痪等方面，疗效突出。

2. 创立"背三针"疗法。吸取古代针灸学中巨针的特点，以针刺背部督脉经穴为主治疗小儿疾病，研制出"背三针"疗法，被收录于《中国特种针法大全》《中国针灸辞典》中。

【逸闻轶事】未见流传。

【出处】《毛德西医论医案集》(2019 年河南科学技术出版社)、《中国针灸辞典》(2020 年河南科学技术出版社)。

何其所

【地域】峡窝何寨村(今郑州市上街区峡窝镇魏岗村何家寨)。

【朝代】近现代。

【生卒时间】1866—1946 年。

【医家概况】何其所,14 岁随父学医,16 岁即在竹川"延寿永"药铺坐堂。对伤寒、妇科尤为贯通,诊治伤寒病,每诊必愈。经常行医于荥阳、汜水、河阴、荥泽、巩县、郑州等地。他的方剂一般不过 6 味,花钱不多,效果显著。

【主要著述】未见流传。

【医事轨迹】

1. 南峡窝东街一妇女产后久病,已抬上"草铺"(初死时停尸的地方),唯体温不降,何其所赶集路过其门,详审病状后说:"没死,可救。"第一方剂服后,约一个时辰患者有微弱呻吟。又开一方,嘱托:"连服 5 剂,不愈再看。"药未服完,病妇能出门走动。

2. 南峡窝西街三盛恒毛笔铺掌柜周中方,患痨病(即肺结核)多年,势已不济。何其所诊后说:"少则 16,多则 20 剂药,可愈。愈后继续摄养。"周依嘱行事,终生未复发,活到 70 多岁。

3. 佛姑垌一翁,腹痛如绞,滚转呻吟。何其所在隔壁听到哼声,说道:"是肝胃痛,可以治好。"服 4 剂药即愈。

【逸闻轶事】何其所医道高明,品质高尚。不少病者谈起他时都说:"没有何老先生,我早已沤烂啦!"

他每次出诊,不坐车、不骑马,远途也只骑小毛驴。他自己研制妇科用药"月间疾丸",专治妇女产褥期病症,凡有来取者,分文不收,如此舍药达 60 余年。慕名来索者甚多,远至西安、太原、洛阳等地。他尤关注贫苦人疾病,常将患者姓名、病情、住址记下,每天上午在家应诊,下午按路线到患者家看病,且不收费用。邻里赠一匾额,上书"杏林独步"。

【出处】《郑州市上街区志》(1999 年)、《上街卫生志》(1986 年)、《荥阳市志》(1996 年)。

荆文甫

【地域】荥阳(今河南省郑州市荥阳市)王村段坊村。

【朝代】近现代。

【生卒时间】1880—1943 年。

【医家概况】荆文甫,原名绶彤,学名良仪,字文甫,号东园居士。12 岁应童子试,中榜首秀才,人称"神童"。16 岁补廪生,17 岁入明道书院,26 岁拔贡,并保举府经厅。从宋世纯习医。民国三十二年(1943 年)3 月 11 日,逝于汝南张氏学馆。

【主要著述】著有《东园随笔》《东园医案》数卷。另著《易经举隅》《诗经政解》《经世要略》《性善宝训》《国学昌言》等书。晚年写诗文数卷,为乡里撰写碑文多篇。

【医事轨迹】不详。

【逸闻轶事】

1. 光绪末年,废科举,兴学堂,河南优级师范聘文甫为教席讲经学。民国三年,同李敏修等在卫辉办经正书舍。民国六年游学京津,后应阎锡山之邀,赴太原讲学。民国十年,河南省长张凤台请其回汴,任四存学会河南分会主讲,兼河南省长公署咨议,参与河南省通志局编辑工作。同年,徐世昌聘其为总统府顾问。民国十二年,在汜水上街镇成立养正中学,继约张登云、赵筱轩等成立汜水县志局,编纂《汜水县志》,同时参与修订郑属五县(荥阳、荥泽、汜水、河阴、郑县)志稿。民国二十六年全民族抗日战争开始,应贾心斋(新中国成立后曾任河南省副省长)之请,赴滑县举办文书职业学校。次年因眼病回原籍。

2. 荆文甫热爱祖国,反对帝国主义。八国联军攻陷北京,拍岸疾呼:"夷狄何敢欺侮中国!"以为中国衰弱之源,一为器物不如西洋,二为儒学衰败,世风日下。他主张修饬武备,健壮体魄,阐明儒学,存亡继绝。曾从苌氏练习武术,整理《苌氏武术全集》,撰著《兵法要略》,以为健身强国之本。辛亥革命后,思想应时而新,着手著《政法翼》12 篇,以论时政,深得康有为、梁启超等人赞许。民国八年，著《治平大纲》《安怀政要》等篇，以言时弊，呈张凤台省长，望行"仁政"。民国十年，进言张凤台，提出"治盗之方"，云："今日增兵索饷，政繁赋重，已蹈明末之辙，民愈困则匪愈多，匪愈多则兵亦愈多，兵愈多则饷亦愈繁，饷多征急，则民更困，循环层累，渐至沦亡，前途极不堪设想。督抚应以仁政爱民为怀，长计远虑，推行德政，惠及于民，民丰则国治。"

3. 酷爱读书，尤注意时务之学。研习格致（物理）、舆地、博物、天文、伦理等书，阅后多加批注和札记，精华部分尚能背诵。

4. 荆文甫去世后，故交及门人设灵牌公祭于洛阳周公庙，《河洛日报》编出纪念专刊，载于右任挽词及嵇文甫《哭荆夫子》数篇。文甫奉天主教，逝世后，开封教区主教赞其"喻古圣贤"。

【出处】《荥阳市志》（1996 年）。

李继邺

【地域】汜水赵村（今河南省郑州市荥阳市汜水镇赵村）。

【朝代】近现代。

【生卒时间】1889—1978 年。

【医家概况】李继邺，1926 年毕业于河南省立第一师范学校，历任中学、师范数学教师。1941 年任清水国立十中数学教师兼校医。1945 年辍教专医，在西安市开门应诊。新中国成立后，任西安中医进修班教育主任兼妇科讲师、中医联合诊所副主任。1956 年加入"九三学社"，1957 年加入中华医学会，任西安市中医学会副主任兼中医业余大学副校长。后任教于陕西中医学院。1978 年在陕西咸阳去世。

【主要著述】著有《妇科择要讲义》（一作《中医妇科讲义》）、《实用儿科纲要》。另著《数学解法指导》《代数解法指导》等书。校阅《本草诗解药性注》（张仁安著，1960 年陕西人民出版社）。

【医事轨迹】

1. 自幼体弱多病，又屡受庸医之误，于是立志自学中医，又结合生理知识，精心钻研，日有进益。1931 年开始给人治病。其处方从不用贵重药品，每能著手成春。从此便坚持义务行医，不收报酬，被誉为"穷人的好医生"。

2. 曾治一女性失眠患者诗某,46 岁,干部。失眠极为严重,每夜不能安眠,十分痛苦,同时食欲减退,如晚餐吃得多些,入夜更觉烦闷。予半夏秫米汤合甘麦大枣汤加味(小麦一两,生甘草三钱,大枣五枚,姜半夏三钱,秫米一两,陈皮二钱,青竹茹三钱,石斛三钱,炒枣仁四钱),连服数剂而愈。

【逸闻轶事】1938 年,汜水县中学迁周固寺,山区民众求医者络绎不绝,遇远途求医危重患者,就让其住在自己住室。有一次他为一结婚者做"引客",途中遇人病危,便令停轿医治,使婚嫁队伍在村外停留一小时之久,病人终得好转。

【出处】《荥阳市志》(1996 年)、《新中医》(1973 年第 5 期)、《本草诗解药性注》(1960 年陕西人民出版社)。

李月樵

【地域】中牟(今河南省郑州市中牟县)东北冉村。

【朝代】近现代。

【生卒时间】1860—1922 年。

【医家概况】李月樵,讳印湘,字毓斋。昼耕夜读,而成其学,28 岁补县学附生,47 岁补廪贡生,后擢县丞,未就任,老于乡。夙善针法。

【主要著述】未见著作流传。

【医事轨迹】光绪十三年(1887 年),大疫,乡里死者甚众,先生于是为乡人针,针必愈,活者德之。或告以索值,先生曰:"医,救人之急也,行,我心恻隐之仁也,若索值是乘人之危而劫之者,吾乌忍且吾恐术不精而误人耳。"

【逸闻轶事】一日,邻以事来请,先生病,翌日乘肩舆往,家人尼之,先生曰:"人有事跪拜求我,我因病不往,如人事何?"邑人素重先生,凡濬城池,修黉宫,办学校,改塾堡,疏沟渠,皆推董其事,先生皆谨慎为之。盖急人之难,救人之困,视公事如私事,其天性也。

【出处】《中牟县志》(民国二十五年)。

卢树芝

【地域】巩县北官庄(今河南省郑州市巩义市北山口镇北官庄村)。

【朝代】近现代。

【生卒时间】1891—1966 年。

【医家概况】卢树芝,字祥轩。七代家传世医,内、外科皆通,尤精于喉症、乳疾、儿科、伤寒。1954 年,任巩县卫生院医师;后为巩县人民委员会委员。

【主要著述】未见流传。

【医事轨迹】卢树芝幼读医书,祖传成医。他常为广大贫苦患者着想,广集土单验方,汲取精华,临床应用,使病人花钱不多而屡奏奇效,很多时候更是义务行医,不收诊金,故名著乡里。

【逸闻轶事】卢树芝除了以医闻名外,还是一名教书先生。他常常是一边教书,一边行医,深受百姓喜爱。

【出处】《巩县志》(1991 年)、《民国时期河南医疗状况研究》(2014 年天津师范大学博士论文)。

马 旦

【地域】巩县米河镇半个店村(今河南省郑州市巩义市米河镇半个店村)。

【朝代】近现代。

【生卒时间】1882—1966 年。

【医家概况】马旦,学名树勋。十几岁开始习医,兼通内、外、妇、儿各科,尤擅中医外科。

【主要著述】未见流传。

【医事轨迹】先生一生在家乡行医,初时一概不收药费,后穷者免费,富者酌情收费,人称"穷人吃药,富人拿钱"。有时需要手术,先生怕患者饥饿难以忍受疼痛,常要家人做饭先让患者吃饱再开始手术。先生医德高尚,医术精湛,直到耄耋之年,仍行医不辍。声名遍传家乡周围几十里的巩、荥、密、登 4 县(今河南省巩义市、荥阳市、新密市、登封市)。

【逸闻轶事】1922 年,米河镇周围 10 多个村庄民众自愿捐资,在半个店为马旦恭立 2 米多高、1 米宽石碑一通,上刻"桑梓遗爱"4 个大字,并建了碑楼。碑楼落成,唱戏 3 天,过往人等免费赴宴。

【出处】《巩县志》(1991年)。

裴金华

【地域】登封县(今河南省郑州市登封市)大金店乡裴家岭。

【朝代】近现代。

【生卒时间】1881—1967年。

【医家概况】裴金华,字砺斋,号若梦。幼读儒书,光绪年间参加科举考试,未被录取,即遵范仲淹"不为良相,便为良医"之训,精研岐黄,活人济世。新中国成立后,于1953年在县城办中医学徒班;1956年与同乡学生郝德坤在城关镇组织联合诊所。1958年医疗机构改革时,调至登封县人民医院中医科工作;1961年担任登封县卫生工作者协会主任。1963年被河南省卫生厅授予"名老中医"称号。

【主要著述】诊余,回忆辑录《活人验方辑要》。未见刊行,"孔夫子旧书网"有手抄本出售。

【医事轨迹】裴氏治病遵"固先天,养后天,保元气,健脾胃,使正气存内,邪不可干"之旨。其治法亦不随时俗,如"行气取疏达,逐瘀取活络,清不用寒凉,泻不用峻快"等。

行医50多年,医疗经验丰富,以善治劳损诸疾著称。验方"无价保真丸"为遣使之惯例;种子安胎以"五子衍宗丸""保生无忧散"为独特之秘;治疡症以自制"积善春千锤膏"外贴,制法精严,拔毒祛腐。

【逸闻轶事】1924年先后在张庄、城关镇、王庄等地自设药店,采集地道药材,精心炮制,专以济世,不为重利。1942年登封旱灾严重,民不聊生,他对城乡贫病交加的患者一次舍免药价数百石(粮食),当时乡民赠以"仁济闾里"匾额。1931年担任登封县戒烟局局长。

【出处】《登封县志》(1990年)、《杏林草根谈》(2015年河南科学技术出版社)。

王庆林

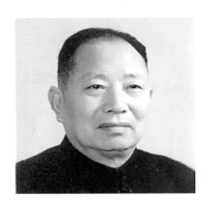

【地域】河南新郑郭店村（今河南省郑州市新郑市郭店镇郭店村）。

【朝代】近现代。

【生卒时间】1908—1975 年。

【医家概况】王庆林，字杏村（一作吉村），九三学社社员，主任医师。三世业医，幼承庭训，专攻痔瘘。1930 年在开封设痔瘘专科诊所，1935 年至郑州行医。1937 年移居西安，襄助其弟王芳林应诊。1941 年在西安市案板街开设痔瘘专科诊所。1952 年参加西安健康联合诊所，1954 年参加西安市第二门诊部和市中心医院工作，1961 年任西安市中心医院痔瘘科主任。

新中国成立前曾任西安市医师公会理事。新中国成立后任西安市政协委员、新城区政协常委，西安市中医学会理事、市卫生局技术审查委员会委员，陕西省中医进修学校特邀讲师，西安中医业余大学及市中医学徒班讲师等。多次荣获省、市卫生先进工作者称号。

【主要著述】撰写论文 10 多篇。1965 年，西安市卫生局编印《王庆林治疗痔瘘简介》。2002 年，陕西科学技术出版社出版《王庆林中医世家经验辑要》（当代中医世家系列丛书）。

【医事轨迹】

1. 继承家父"内痔枯痔疗法""瘘管挂结疗法"，总结临床经验，创造出特殊的"内痔注射法""瘘管切开法""内痔割扎法""内痔环扎法"等新疗法。

2. 1957 年 4 月，撰文公开新疗法和家传秘方，受到褒奖。1964 年参加在北京举行的全国痔瘘学术会议。曾在杭州、重庆学术会议进行技术演示。

【逸闻轶事】1958 年,捐出案板街诊所的 7 间房屋和全部药物、器械、家具,支持其妻组建西安新城区西一路联合诊所。

1969 年,下放至陕北清涧县解家沟地段医院。下放期间,兢兢业业为山区人民服务,曾多次因高血压晕倒在手术台前或出诊路上。

【出处】《陕西省志·卫生志》(1996 年)、《王庆林中医世家经验辑要》(2002 年陕西科学技术出版社)。

魏杰卿

【地域】登封县(今河南省郑州市登封市)唐庄乡玉台村。

【朝代】近现代。

【生卒时间】1892—1980 年。

【医家概况】魏杰卿,字国英。15 岁开始学医,在临汝县(今河南省汝州市)天花堂、密县(今河南省新密市)马河村拜名医丁林芝、丁金成为师。学习刻苦认真,潜心实践,积累了大量的医学知识。1937 年,在登封(今河南省登封市)县城老街开办民生医院(红十字会医院),由苏麦顿、郭仁义、刘先、蔡新安等 5 人组成,方便群众就医。后在新店开设存德堂药店,行医 8 年;新中国成立后在栾川县三官庙做医疗工作。1958 年回登封。医疗防疫成绩显著,曾获"登封县先进卫生工作者"奖章。

【主要著述】未见著作流传。

【医事轨迹】魏氏行医 60 年,长于中医、针灸,通晓儿科、妇科。他说:"行医者,活人之事而亦杀人之械也,今医书繁多,未尽其变,理解不透,何能医病矣!"

1. 精于辨证。总是从整体观念入手,辨六经,析八纲,进行正确诊治,达到提高疗效之目的。辨证时主张:"夫病有宜补,以泻之道补之;病有宜泻,以补之道泻之;病宜寒剂者,以热剂为向导之兵;病宜热剂者,以寒剂为类从之引;在上治下,在下治上。"认为疾病有脏腑之分、表里之别、虚实寒热转化之规律等。

2. 用药独到。魏氏在用药方面,有一定的见解和创新。他用生大黄加入不同的消食化滞药物,治疗过食膏粱厚味而引起滞积不化、脘腹胀满的患者,达到了荡涤脏腑祛秽除积之功;用土炒大黄攻下积滞而不伤正,增进食欲,以通为补。他还将 5 种中药炮制方法应用于临床,即"酒制升提而制寒,醋制注肝而收敛,盐制走肾而下行,姜制温散而豁痰,蜜制甘缓而润燥。炮煌炽焙是关键"。

3. 医德高尚。魏氏不但医术高明,而且深知人民疾苦。应诊无论妇孺长少,皆视若亲人,寒暖相依;贫穷者不收诊费,甚至施以茶饭。他说:"医生的职业就是治病,待患者疾病脱身时,我才高兴。"

【逸闻轶事】未见流传。

【出处】《登封县志》(1990 年)、《登封市卫生志》(2003 年)。

温之贞

【地域】登封县大冶乡(今河南省郑州市登封市大冶镇)温沟村。

【朝代】近现代。

【生卒时间】1899—1982 年。

【医家概况】温之贞(一作温子贞),字名山。30 岁时,因父亲得病,几乎丧生,惊恐之下,决心习医济世。遂刻苦研读《黄帝内经》《难经》《伤寒论》《金匮要略》《神农本草经》等书,尤以《黄帝内经》《伤寒论》为主。后经禹县(今河南省禹州市)名医宋德荣指导点化而独立应诊。1949 年冬,集资创办中医学校;1953 年任大冶区卫生工作者协会主任;1958 年任大冶卫生院门诊医生;1962 年受河南中医学院(现河南中医药大学)聘请赴郑教学;1963 年出席开封地区中医生代表大会,会议对他的医教业绩给予了高度的评价。

【主要著述】晚年著有《温之贞医案》,其中部分病案入选河南省卫生厅编著出版的《河南省名老中医经验集锦》。

【医事轨迹】

1. 重视教育。1949 年冬,温氏慨然以振兴医学为己任,集资创办中医学校。在给学员讲课时,常以通俗语言、生动实例和比喻解释较深的医理。他说:"医者,书不熟则理不明,理不明则识不清。明理在于辨证用药。无一病不穷究其因,无一方不洞悉其理,无一药不精通其性。"先后培养学生 250 多名,遍及登、密、禹三县(今河南省登封市、新密市、禹州市)。

2. 德术双馨。温氏擅长治疗内科、妇科疾病,选方平稳,用药轻灵,疗效卓著。求诊者门庭若市,在登封大冶、王村、白沙、平陌一带享有盛誉。温氏对于中医学校学员,有因贫不能坚持学习者,每资其衣食;对待患者,不分职位高低、男女老幼,皆一视同仁。

【逸闻轶事】温氏天资聪颖,博学多才。19岁开始,先后被邀请到登、密、禹三县(今河南省登封市、新密市、禹州市)教书,受到学生及家长的尊重。

【出处】《登封县志》(1990年)、《登封市卫生志》(2003年)、《河南省名老中医经验集锦》(1983年河南科学技术出版社)。

吴旋乾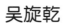

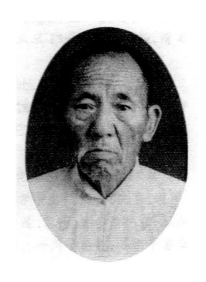

【地域】巩县西村(今河南省郑州市巩义市西村镇西村)。

【朝代】近现代。

【生卒时间】1900—1966年。

【医家概况】吴旋乾,名天运,字旋乾。自幼就读于杨怀忠先生所办私塾,习文学医,弱冠即悬壶乡里。深研《黄帝内经》《难经》《伤寒杂病论》《温病条辨》等经典著作,尤对伤寒、温病理论研究较深,长于温热病及内、外、妇、儿各科。曾任巩县第三届人大代表、政协巩县第二届委员会委员、巩县卫生学校教师、中医主治医师。

【主要著述】著有《余诊心得》《温热病诊治录》等。手稿在"文化大革命"中毁佚。

【医事轨迹】1957年,吴旋乾被选送到河南中医学院(现河南中医药大学)师资进修班学习,历时一年半。结业后,谢绝留校任教聘请,回到巩县卫校任教。历时6年,为巩县培养了100多名中医学员。

吴氏执教,严谨认真。虽罹患肺气肿,但从不因体弱多病而误人子弟,为学生上课,常一坐数小时。他十分重视德育,常讲:"医者仁术,今之者,为人民服务也。"曾为学生翟书庆题诗曰:"有志竟成古人云,灵素事业要探真。寿世寿民登寿域,婆心常抒一腔春。"

他不攀权贵,不弃贫贱,不收馈赠,医德高尚,为乡里所称颂。

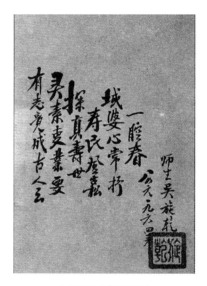

为弟子翟书庆题诗

【逸闻轶事】吴氏一生,生活简朴,严于律己,能诗善画,爱好广泛,平易近人。授课之余,常作诗绘画,种花养鱼,美化校园环境。他的墨色牡丹国画分风雨阴晴,姿态逼真,深得名家好评。

"文化大革命"中,吴旋乾被诬为"资产阶级反动学术权威",身心倍受摧残。他悲愤交集,于1966年12月22日含恨跳崖离世。1978年9月3日,巩县卫生局对其冤案进行了平反昭雪。

【出处】《巩县志》(1991年)、《巩县报》(1990年9月7日)、《翟书庆中医临证精要》（2013年中原农民出版社）、《民国时期河南医疗状况研究》（2014年天津师范大学博士论文）。

吴湛如

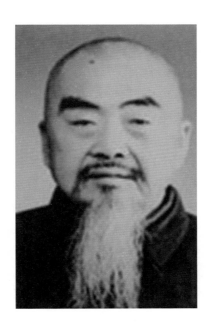

【地域】荥阳县（今河南省郑州市荥阳市）新唐村。

【朝代】近现代。

【生卒时间】1894—1972年。

【医家概况】吴湛如，原名水，字孔智。7岁就学私塾，1914年起经商谋生，同时随其父奉璋研习岐黄之术。1933年弃商，入开封北三圣庙街中医喉科诊所，专习中医喉科。1936年起先后在开封、洛阳等处行医。1942年在西安市案板街设立"专门中医喉科诊所"。1953年参加西安康健联合诊所。1956年调西安中医门诊部任喉科医师，同年出席全国卫生工作者代表大会。1958年调西安市中医院，创办中医喉科。1959年被中央卫生部授予银质奖章和成绩优异奖状。

【主要著述】未见著作流传。所研制的"白喉散"（见第三章）入录中医研究院（现中国中医科学院）冉小峰编著的《解放十年来临床实用中药制剂验方选集(第一集)》(1959 年化学工业出版社)。

【医事轨迹】

1.20 世纪 50 年代,吴湛如与景莘农、沈反白、王新午、穆少卿、李少亭、徐玉林、王懋如、李棣如、顾惺夫等,被誉为西安地区"十大名医"。他们的学术成就和临床疗效,享誉海内外。

2.在祖传"吴氏吹喉散"基础上,研制出"白喉散""喉痹散""九转丹"等喉科常用方剂。1953 年,响应人民政府号召,他献出了"吹喉散"和"白喉散"秘方。西安市卫生防疫站鉴定认为,其具有强烈的抑杀白喉棒状杆菌作用;西安市传染病医院临床应用,疗效为 98.1%;西安市第四医院口腔科观察,对阿弗他口腔溃疡和疱疹性口腔溃疡的疗效也优于西药。

3.创造的单味天然麝香皮下埋藏疗法,治疗瘰疬效果良好。

【逸闻轶事】2019 年 1 月 16 日下午,首届"全国名中医"杨震到西安市中医医院参观耳鼻喉科中医特色治疗室时,饶有兴致地问起了耳咽中药吹粉治疗方法,并要求参观从建科伊始至今用过的喉科吹粉设备。当耳鼻喉科李斐副主任拿出"铜吹嗓"时,杨老欣慰地笑了。原来这古老的小药吹子是喉科名家吴湛如常用的小工具,因疗效神奇、特色鲜明,时任医院院长的杨老特意请人在江苏订做了一批相同的小设备,专门为耳鼻咽喉吹药所用。时过境迁,杨老拿着这"铜吹嗓"唏嘘不已,感叹道:"中医是需要传承的,一些传统而有效的治疗方法要很好地继承下来,并及时推广发扬。"

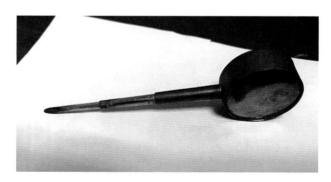

"铜吹嗓"

【出处】《陕西省志·卫生志》(1996 年)、《陕西日报》(2019 年 7 月 15 日)。

辛寓仁

【地域】今河南省郑州市中牟县万滩镇李显吾村。

【朝代】近现代。

【生卒时间】1882—1967 年。

【医家概况】辛寓仁,自幼读私塾。光绪三十四年(1908 年)起,边教书边习医。1934 年弃教行医。新中国成立后,继续研习医道,1953 年参加联合诊所,1955 年到中牟县人民医院工作,任中医师。1964 年被河南省卫生厅批准为全省备案的 99 名老中医之一。行医近 60 年,擅长妇科。1963 年当选中牟县人大代表、县人民委员会委员。

【主要著述】未见著作流传。

【医事轨迹】辛寓仁医术高超,医德高尚,深得群众好评。据 1963 年对他治疗过的妇科患者进行调查统计,治愈率达 98.9%。

他不仅医道高明,而且悉心授徒,认真传技。他的学生均已晋升为中、高级医师,成为县中医医疗队伍中的中坚力量。

【逸闻轶事】未见流传。

【出处】《中牟县志》(民国二十五年)、《中牟县志》(1999 年)、《郑州市志·第 8 分册》(1999 年)。

薛武承

【地域】荥阳王村薛村(今河南省郑州市荥阳市王村镇薛村)。

【朝代】近现代。

【生卒时间】1869—1943 年。

【医家概况】薛武承,祖居王村薛村,正骨科名医。

【主要著述】未见著作流传。

【医事轨迹】薛武承潜心钻研骨科医术,对来医者,不拘贫富,均热心治疗。当时药缺价高,对跌打损伤患者,仅让准备 3 尺白布用于包扎,吃药从不收费。患者馈赠礼品,婉言谢绝。他行医东到广武(今荥阳市广武镇),西至巩县(今巩义市),南到米河(今巩义市米河镇),北至温县、武陟。凡经他医治者,皆花钱不多,手到病除。

【逸闻轶事】未见流传。

【出处】《荥阳市志》(1996 年)。

杨秀春

【地域】郑州市北郊。

【朝代】近现代。

【生卒时间】1889—1965 年。

【医家概况】杨秀春,6 岁上私塾,16 岁随父学习中医。历经名家指导,在药物、方剂、诊断、治疗诸方面俱颇精通。1932 年在郑州市西大街延龄堂中医店任医师。1956 年参加联合医院,1958 年随医院迁至上街区。1965 年病故于郑州市上街区。

【主要著述】著有《杨氏医学》一书,记述其行医 50 多年的临床经验体会,并记录了不少有效单方、验方,惜已佚失。

【医事轨迹】杨秀春平素从不间断学习,白天忙于应诊,晚间刻苦钻研《黄帝内经》《伤寒杂病论》《本草纲目》等中医经典著作。临诊时专心致志,辨证施治,不拘泥于成方,服其方必能见其效,深得患者好评,求诊者络绎不绝,众多患者半夜即来挂号。

杨氏秉承家传,又刻苦钻研,诊断细,辨证准,遣药组方合理,故常能获奇效。临证善用吴茱萸汤、归脾汤等方药治疗月经不调、带下症等妇科病以及内科胃肠疾病等。

【逸闻轶事】未见流传。

【出处】《郑州市上街区志》(1999 年)。

袁子震

【地域】荥阳乔楼乡(今河南省郑州市荥阳市乔楼镇)侯庄村。

【朝代】近现代。

【生卒时间】1902—1983 年。

【医家概况】袁子震(一作袁子振),自幼立志从医。通读《黄帝内经》

《神农本草经》《伤寒论》《金匮要略》等医药典籍。嗣后,边执教边行医至32岁。1934年在荥阳县"德和堂"药店行医,1947年转郑州市德化街"同仁堂"行医,1948年10月经郑州市卫生局考试,取得了开业行医执照。1952年参加德化街联合诊所,后曾在郑州市第二人民医院、河南省人民医院任中医师。1957年参加河南省卫生厅举办的中医理论进修班学习。1959年调河南中医学院(现河南中医药大学)任教,1980年晋升为主任医师、副教授。先后当选河南省政协委员、省人大代表、省人大常务委员会委员等。

其子袁海波传承父业,系河南中医药大学第一附属医院教授、主任医师、研究生导师,享受国务院政府特殊津贴专家,河南省优秀专家,全国老中医药专家学术经验继承指导老师。

【主要著述】未见著作流传。在河南中医学院工作期间,写出教案近百万字。曾撰写《治疗冠心病的体会》《急性心肌梗死并发左心衰竭》《泻泄的辨证论治》《肝肾病的探讨》《胸痹和心痛初探》等学术论文。部分医案入选河南省卫生厅编印的《河南省名老中医经验集锦》(1983年河南科学技术出版社)。

【医事轨迹】袁子震精通中医四大经典,熟练掌握中医诊断、方剂,兼治内、外科疾病,擅长针灸,治疗中风、偏瘫有一定经验,对"风、痨、鼓、膈"等症疗法独到。1974年后专攻心血管疾病,擅长中医药治疗心血管系统疾病。

他工作积极负责,认真钻研业务,临证经验丰富。在79岁高龄时,还坚持在中医院上班。论文《胸痹和心痛初探》于1982年2月20日被郑州市科学技术协会中医分会评为三等奖。

【逸闻轶事】未见流传。

【出处】《荥阳市志》(1996年)、《郑州市志·第8分册》(1999年)、《河南省志·人物志(传记下)》(1997年)。

张梦侬

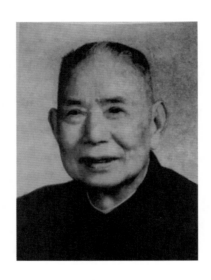

【地域】湖北汉川刘家隔张家垸，1932—1937 年在郑州行医。

【朝代】近现代。

【生卒时间】1896—1977 年。

【医家概况】张梦侬，原名炳丞，字宏彪。全国名老中医。幼读私塾，少习中医，钻研典籍。1922 年师从当地名医安士林，研读针灸经典著作。1928 年秋在汉川庆生恒药店坐堂行医。1932 年到郑州，经考试取得执业医师证及行医执照，并改名梦侬。任《郑州通俗日报》中医顾问、郑州国医公会理事，兼任河南水灾救济委员会郑州收容所义务医师。"七七事变"后赴西安，任西安市中医师公会监事、理事、理事长。1947 年任陕西省国粹中医学校讲师。新中国成立后回湖北行医，先后任应城县长江镇及汉川县卫生工作者协会主任、省血防委员会暨血吸虫病研究会委员、省卫生厅医卫科副科长。1958 年调湖北省中医进修学校任教。1959 年湖北中医学院建院后，任内经教研组长。行医 50 余载，活人无数，擅长治疗内科、妇科、儿科病症及疑难杂症。曾任湖北省政协委员。

【主要著述】撰写《诊断学纲要》《临证会要》《儿科辑要》《产后临证医案》等著作及论文 10 多篇。其中《临证会要》于 1981 年由人民卫生出版社出版。2002年中国中医药出版社出版《中国百年百名中医临床家丛书·张梦侬》。

【医事轨迹】

1.重视理论,勤求博采。刻苦钻研中医古籍,攻读《黄帝内经》《难经》《伤寒论》《金匮要略》《本草纲目》等经典著作,重点章节,背诵如流,而又善于领会其微言大义。对先贤名著,诸如《肘后备急方》《和剂局方》《温病条辨》《温热经纬》《医宗金鉴》《济阴纲目》《世医得效方》《外科全生集》《外科正宗》等,均能析解其奥秘。

2.重视实践,虚心求教。不断拓展知识领域,学针灸、学还纳、学捏脊、学堪舆、学推拿……掌握了不少大方家们不屑一顾的诊疗技术。20世纪20年代,获悉某些乡下老人会用瓷片、针刺放血以治疗"痧胀",他不耻下问,及时学会了"刮痧""揪痧""掐痧""针刺舌下两青筋"和"针刺两肘弯青筋"等急救技术。

3.医术精湛,屡起沉疴。在汉川坐堂行医时,有一次出诊遇一重危患者,患者家属正在准备丧事。张氏诊之云:"此乃食滞挟痰饮中阻,脾胃失运,升降失常,阴阳痞塞,延成关格危证,可救也。"急施《千金方》烧盐探吐法,三饮三吐,吐出胶痰碗许,随即神清目开,呻吟能言。续与调理脾胃汤剂而安。张氏之医名因而大振。

4.研探学问,不拘门户。主张百家争鸣,摒弃门户之见,以冀探清疢疾真谛。认为中西医各有所长,应互补长短,造福人民。他较系统地自学了西医知识,常运用西医各种检查诊断疾病。他坚决反对医者之间各藏秘方绝技,不相外传,致使诸多瑰宝失传。凡求教者,从不保密,皆细心传授。

【逸闻轶事】

1.张梦侬在湖北中医学院任教时,提倡直观教学,讲课形象生动。在讲授中医诊法时,虽已年逾周甲,心脏病缠身多年,经常是"脉来动而中止,更来小数"。他不因仲景"得此脉者,必难治"之说,就消极悲观,情绪低落,反而以自身带病之躯为活教材,课间休息时特地走下讲台,到同学中去,让大家轮流摸他的脉搏,再解释什么叫结脉、什么叫代脉。

2.某一日,在讲授慢脾风涉及百日咳(顿咳)时,张梦侬依然是结合临床,一一效仿患儿的体态,先把慢脾风患儿"睡眼半开半合,似醒非醒,手时一摆,头时一摇,脚时一掷"的种种表现模拟得惟妙惟肖,又将顿咳模仿得绘声绘色,直咳得"面红耳赤,颈静脉青紫怒张,气不得续接,而突然发出类似鹭鸶叫的换气声",方才罢休。

【出处】《孝感市志》《中国百年百名中医临床家丛书·张梦侬》《湖北中医杂志》(1986年第4期、2008年第1期)。

张文甫

【地域】荥阳县(今河南省郑州市荥阳市)。

【朝代】近现代。

【生卒时间】1902—1970年。

【医家概况】张文甫,六世业医。1921年在巩县(今河南省巩义市)龙尾村教书、行医,1924年在巩县站街行医。1955年就职于巩县城关医院,1956年任开封地区中医班教师,1958年任开封专区人民医院中医科副主任、主治医师。系河南省卫生厅1964年备案的99名老中医之一。擅长内、外、妇、儿各科,对伤寒、瘟疫、疑难病症有独到之处。曾任开封市政协委员、开封市中医学会常务理事。

【主要著述】著有《新编火疫论》(张茂珍等整理,1985年河南科学技术出版社出版),并校勘《湖岳村叟医案》。另有《内经知要一见解》《妇科辑要》《肠伤寒治四略》《医学津梁》《五运六气》《医学易记略》《针灸治验录》《肝硬复治论》等手稿遗册,未见刊行。

【医事轨迹】

1. 20世纪五六十年代,多次深入农村防治急性传染性疾病,如布鲁氏菌病、钩端螺旋体病、肠伤寒、流脑、乙脑、流感等。

2. 所拟"清解定中汤"集白虎汤、小柴胡汤、葛根芩连汤、六一散为一方,解表清里达下,治愈不少伤寒患者。并云:"若舌起芒刺,非用荡涤之大黄不能除其热;火热退后,要注意养阴益气;虽疫后忌用参芪,但元气虚弱,则必用之,然用时需配以生地黄、石斛、五味子以敛津培本。"

3. 家传方"大秦艽丸",以四物汤养血润燥,并有清热凉血之知母、养血柔筋之木瓜,还有祛风之秦艽、羌活、防风、荆芥及健脾祛湿之茯苓、白术,主治血虚生热之眩晕、腰膝酸软、关节疼痛、脑卒中后遗症等,效果卓著。

4. 曾于1962年秋,用一派温热药物治疗臌症患者五旬何妇。认为用温热药物治疗臌胀,只宜脾肾阳虚之证,且应着眼于恶寒、腹胀、脉缓、舌滑等阳气不振之象。

【逸闻轶事】未见流传。

【出处】《郑州市志·第8分册》(1999年)、《开封市志·人物传》(2004年)、《荥阳市志》(1996年)、《河南中医》(2008年第1期,2009年第11期)。

张锡朋

【地域】今河南省郑州市中牟县八岗乡前张村。

【朝代】近现代。

【生卒时间】1865—1941年。

【医家概况】张锡朋,号贝五。自幼随父学医,兼收并蓄。擅长治疗外科疾病。

【主要著述】未见著作流传。

【医事轨迹】张锡朋对三口、三背、附骨疽等重大疑难病症尤有专长,慕名求医者络绎不绝。所研制的"三仙丹"对疮疖、痛肿疗效独特。

他行医不为图利,对贫困病者,常常舍医舍药,分文不取。至古稀之年,犹常外出行医应诊,风雨无阻。

【逸闻轶事】乡里百姓感其恩泽,分别于民国八年(1919年)、民国二十三年(1934年)为其挂匾、树碑,列载其功绩,以志不忘。所立之碑至今尚在,匾在"文化大革命"中被毁。

【出处】《中牟县志》(1999年)。

郑建先

【地域】河南荥阳县(今河南省郑州市荥阳市)。

【朝代】近现代。

【生卒时间】1890—1959年。

【医家概况】郑建先,1955年加入宝鸡市中医联合医院,任医务主任。1958年调入宝鸡市中医医院;1959年调入宝鸡市人民医院,任中医科副主任。擅长中医内科,善用针灸配合治疗。曾任宝鸡专区中医进修班及"西学中"学习班教师,讲授《伤寒杂病论》《温病条辨》《黄帝内经》等课程。曾任陕西省政协委员、宝鸡市人大代表。1958 年被评为"宝鸡市先进卫生工作者"。

【主要著述】未见著作流传。

【医事轨迹】

1. 郑建先谙熟中医经典,善采名家名著之长。临证坚持整体原则,处方简要中肯,遣药独具心得。对中西棘手之病,如肝硬化、食管癌等,他潜心钻研古方,加减变通用药,均能减轻症状,延长患者生命。

2. 他所研制的"兔肝散",治疗再生障碍性贫血和白血病,疗效显著;"胃钥"(即开胃之钥)治疗慢性胃炎,收效良多,颇得群众信赖,故千、陇、岐、凤(今陕西省宝鸡市千阳县、陇县、岐山县、凤翔县)一带患者,远道而来,求诊者盈门不绝。

【逸闻轶事】1953 年,郑建先应宝鸡第二康复医院之邀,为志愿军伤员会诊,治疗数十人风湿性关节炎,针到症轻,药到病除,使十余人重返前线,受到志愿军伤员的赞誉。

【出处】《宝鸡市志》(1998 年)、《陕西省文史资料数据库》(http://www. sxlib. org. cn/dfzy/wszl/)。

朱腾蛟

【地域】郑州市上街区朱寨村。

【朝代】近现代。

【生卒时间】1882—1967 年。

【医家概况】朱腾蛟,字云生。自幼勤奋好学,博学而通经书,书法也是他余暇的乐事。20 岁当教师,对医学也很有研究。25 岁开始行医,德术俱高,驰名四方。曾于 1918 年参加河南省政府考试,名列第 6 名。新中国成立前在开封、郑州、肖洼(属今郑州市上街区)等地行医。1953 年在荥阳县经省统一考试晋升为中医师。

【主要著述】著有《温病答辩》一书,惜已在"文化大革命"期间被焚。

【医事轨迹】朱云生襟怀坦白,办事公正、注重医德,能急患者之所急,解危扶难,救人水火。其对妇科、儿科、杂症等均有独到之长,是上街区民间中医之佼佼者。朱腾蛟在新中国成立后,积极响应国家大力发展中医事业的号召,组织联合诊所,为人民群众防病、治病,深受人民群众尊敬,其名为后世所传颂。

【逸闻轶事】未见流传。

【出处】《郑州市上街区志》(1999 年)、《上街卫生志》(1986 年)。

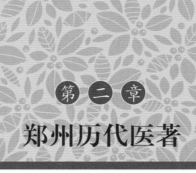

第二章
郑州历代医著

　　医学著作集中反映了医家的学术思想和临证经验。据历史文献和地方史志等资料记载，现郑州市域内中华民国以前（1911 年之前出生）医家所遗留下来的医学著作有据可查者 60 多部（见附录 2）。本章对其中 11 部重要医学著作予以介绍，其余著作仅列表附后。

　　本书着重介绍的这些著作中，既有对后世医学发展影响深远的中医经典，也包括具有较高实用价值的临床类和本草类等著作。令人遗憾的是，除《黄帝内经》外，其他多数著作尚没有得到充分挖掘，其价值也没有得到充分体现。如对于瘟疫防治，除应重视"温病四大家"及吴又可、杨栗山等医家及其著作外，清代田净意的《瘟疫安怀集》绝不能忽视。它如清代景日昣《嵩崖尊生》之于临床各科、明代寇平《全幼心鉴》之于儿科、宋代郑春敷《济阴要语》之于妇科、宋代张锐《鸡峰普济方》之于方药，均有重要价值。

　　此外，郑州市域内有文献记录的医学著作还有数十部。据载，这些著作或流失民间，如清代杨永锡的《伤寒摘要》、朱存善的《阴阳论》；或散见他书，如宋代娄居中的《食治通说》；或谓其已佚，如隋代刘祐的《产乳志》，明代李守钦的《太素精要》，等等。这些著作亦具有较高学术理论和临床实用价值，值得深入挖掘整理。

第一节 经典类

《黄帝内经》

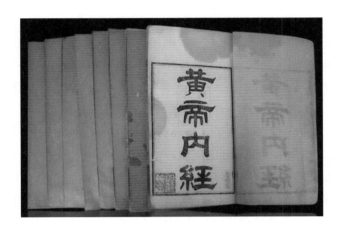

【医著简介】简称《内经》。首载于《汉书·艺文志》,约成书于战国至秦汉之际。乃假托黄帝(出生于今郑州市新郑市北关轩辕丘)之名撰著而成。

现存《内经》分为《素问》《灵枢》各 9 卷、81 篇,共计 18 卷、162 篇。涉及医学、天文、历法、气象、地理、心理、生物等多学科内容。其医学知识又可分为基本理论和医疗技术两大类。就其理论部分而言,则大致分为养生、阴阳五行、藏象、经络、气血津液、病因病机、病证、诊法、论治、运气 10 类。

【书名释义】《黄帝内经》包括《素问》《灵枢》两部分。①《黄帝内经》之名,乃与《黄帝外经》相对而言。据《汉书·艺文志》记载,除《黄帝内经》外,还有《黄帝外经》37 卷。经,乃经典之意。本书所阐述的医学原理和法则,是认识人体生理、病理的必由门径,也是后世医学的常规和典范,故谓之"经";书名分"内""外"则是上下篇或姐妹篇之意。②关于《素问》之名,南朝时梁人全元起释曰:"素者,本也;问者,黄帝问于岐伯也。方陈性情之源、五行之本,故曰《素问》。"明代马莳则在《内经素问注证发微》中说:"《素问》者,黄帝与岐伯、鬼臾区、伯高、少师、少俞、雷公六臣平素答问之书。"张景岳《类经》也说："平素所讲问,是谓《素问》。"③《灵枢》之名,系唐代王冰所加,源于《道藏》中的《玉枢》《神枢》《灵轴》等,蕴涵着深刻的道家思想。

【学术特点】

1. 天人合一,五脏一体——整体地把握生命规律。

《内经》在探究人体生命活动规律过程中,从人体内部之间的相互联系和人体与自然界的相互联系出发,认为人是一个有机整体、人与自然是一个统一整体。

天人合一,泛指人与自然是一个统一整体。《灵枢·岁露论》篇云:"人与天地相参也,与日月相应也。"人产生于自然界,赖自然条件而生存,其生命活动必然受到自然环境的制约和影响,其生命现象也可以说是属于自然现象的一部分。《内经》藏象学说以五行原理为基本框架,将自然界的五方、五时、五气、五化等,与人体五大功能系统密切联系,勾画了一个外内相应的整体模式。《素问·经脉别论》篇提出"四时五脏阴阳"的观点,旨在说明人体五脏功能系统与自然界的四时阴阳消长变化是相收受通应、密切联系着的。此外,人与自然的统一性还体现在人类在长期的生存斗争中,形成了对自然环境的调节适应能力。如人体天暑多汗少尿、天寒少汗多尿的自动调节功能,就是人与自然求得统一的生理活动表现。

《内经》认为,人是一个有机整体,构成人体的各个组织、器官,在结构上相互沟通,在功能上相互联系、相互协调、相互为用,在病理上相互影响。具体体现在五脏一体、形神合一等方面。五脏一体,是指《内经》藏象理论以五脏为中心组成5个功能系统,通过经络,将六腑、五体、五官、九窍、四肢百骸等全身组织、器官联系成一个整体。形神合一,是指人是形神相偕的统一体,神不能脱离形体单独存在,有形才能有神;神是形的生命体现,形没有神的依附就徒存躯壳而已。这一观点是中医学的生命观,也是心身统一论的理论基础。

《内经》正是从整体观念出发,要求医生在诊治疾病时不仅要着眼于病变局部,更要重视整体对局部的影响;不仅注意人体本身的变化,还要联系自然社会环境因素对人体的影响。在诊断疾病时要审察内外,无失气宜;治疗中立法用方要因时因地制宜,"必先岁气,无伐天和";养生中要"法于阴阳,和于术数""顺四时而适寒暑,和喜怒而安居处,节阴阳而调刚柔"。

2.人生有形,不离阴阳——辩证地对待生命活动。

《内经》理论体系十分注重用辩证的目光对待生命活动,认为一切事物都有着共同的物质根源,也都不是一成不变的。事物之间是相互联系、相互制约的,生命、健康和疾病也是普遍联系和永恒运动变化的。

《内经》借助古代阴阳学说的观点阐释人体生命活动中存在的对立、统一规律。从形体结构而言,人体结构再复杂,均可以阴阳来划分,阴阳中又可分为阴中之阳和阳中之阴等。人的生命活动过程,就是人体阴阳对立双方在矛盾运动中此消彼长、此盛彼衰,不断维持动态平衡的过程。"阴平阳秘,精神乃治",是对正常生理活动的概括,一旦阴阳失和,即是病态。"阴胜则阳病,阳胜则阴病。阳胜则热,阴胜则寒。重寒则热,重热则寒""重阳必阴,重阴必阳""阴阳离决,精气乃绝"。《内经》理论体系就是运用阴阳对立统一的观点来分析、解释人体的生理、病理现象。疾病的发生、发展既然是阴阳失调所致,协调阴阳就成为治病的基本准则,如《素问·至真要大论》所说:"谨察阴阳所在而调之,以平为期。"治疗的最终目的就是恢复阴阳动态平衡,养生的基本要求亦是顺从阴阳,维护阴阳之间的和谐。

在对待局部与整体、人体与自然关系的认识方面,也充满着辩证法。如前所述,《内经》以整体"人"的状态为出发点,把人体各个部分联系起来,把人的生理、病理同自然社会联系起来,从运动变化过程中研究人体和医学问题。

运动是物质的属性。《内经》认为,人体生命过程中的"生、长、壮、老、已"各阶段是永恒运动着的,应当用运动变化的观点对待人与自然、疾病与治疗等问题。例如:在自然界,"天气下降,气流于地;地气上升,气腾于天。故高下相召,升降相因,而变作矣";在人体,"清阳出上窍,浊阴出下窍;清阳发腠理,浊阴走五脏;清阳实四肢,浊阴归六腑";在疾病,"伤寒一日,巨阳受之……六日厥阴受之";治疗则有同病异治、异病同治等。故《素问·六微旨大论》说:"成败倚伏生乎动,动而不已,则变作矣。"

3.候之所始,道之所生——从功能概括生命本质。

"候",是表现于外的各种现象、征象;"道",是法则和规律的意思。《素问·五运行大论》谓:"夫候之所始,道之所生。"说明根据事物的外在表现,可以总结出事物变化的法则和规律。《内经》关于生命本质及其规律的认识,主要是通过对自然现象和人体生理、病理现象的观察、总结、概括而来。

"道"源于"候"。天道玄远,神妙莫测,但可以通过观察气象、物候,总结大自然变化的规律。同理,人体脏腑藏匿于体内,医生无法了解其生理活动情况,但可以通过观察活体表现于外的生理、病理现象,来把握生命本质及其活动规律。《内经》理论体系的形成,就是先人们在长期与疾病作斗争的生活与医疗实践中,仰观天象,俯察地理,远取诸物,近取诸身的结果。

研究表明,《内经》藏象学说的形成,古代医家除了通过尸体解剖获得对人体的初步了解外,更重要的是对活着的人体进行动态观察,通过分析人体对不同环境条件和外界刺激的不同反应,来认识人体的生理活动规律。即从"象"把握"藏"。

【版本情况】《内经》作为中医学四大经典之首,注家众多,流传甚广,影响深远。最早注释者为南朝梁全元起。其后,隋代杨上善撰《黄帝内经太素》,是我国最早的《内经》类编。唐代王冰注《黄帝内经素问》,并补入《天元纪大论》等7篇大论;后经北宋林亿等校正而流传至今。南宋史崧校订《灵枢》并定名《黄帝灵枢经》,后世皆沿用此本。此后,对后世影响较大的注本主要有:明代吴昆《黄帝内经素问吴注》,明代马莳《黄帝内经素问注证发微》《黄帝内经灵枢注证发微》,明代张介宾《类经》,清代张志聪《素问集注》《灵枢集注》等。

《内经》文本自宋代基本定型后,历代均有刊印,版本之多创古代医书之最。后世流传版本又有24卷本和12卷本之分。24卷本指依林亿校正本《素问》、史崧校正本《灵枢》刊刻的各版本,以明嘉靖二十九年顾从德本为代表;清《四库全书》本《素问》从顾本。12卷本系从24卷本演化而来,以明嘉靖赵简王朱厚煜居敬堂本为代表;《四库全书》本《灵枢》从居敬堂本。新中国成立后,人民卫生出版社于1956年、1963年、1979年、2002年、2005年、2007年、2012年、2017年分别出版《黄帝内经素问》,多从顾本;于1956年、1963年、1979年、1996年、2005年、2012年分别出版《灵枢经》,多从居敬堂本。中国中医药出版社、中华书局等也出版有不同版本的《素问》《灵枢》或其合刊。

【影响评价】《黄帝内经》集中反映了我国古代的医学成就,创立了中医学的理论体系,奠定了中医学的发展基础,而被后世奉为"医家之宗",在世界医学史上也占有一席之地。同时,《内经》所提出的"整体观""治未病"等理念对现代医学的发展亦有着积极影响。2011年5月,《黄帝内经》成功入选《世界记忆名录》。

【作者简介】黄帝（约公元前 2717 年—公元前 2599 年），号轩辕，本姓公孙，后改姬姓，亦称有熊氏。古华夏部落联盟首领，远古时代华夏民族共主，五帝之首，被尊为"华夏始祖"、中华"人文初祖"。

参考文献

[1] 王庆其. 内经选读[M]. 2 版. 北京：中国中医药出版社，2007.

[2] 孙松辉.《内经》版本探源[J]. 中医函授通讯，1994(5)：4-5.

第二节　综合类

《嵩厓尊生》

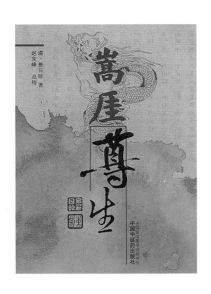

【医著简介】又名《嵩厓尊生》《嵩崖（厓）尊生书》《嵩崖（厓）尊生全书》。综合性医书著作。清代景日昣撰著。初刊于康熙三十五年（1696 年）。

共十五卷。卷一为"气机部",叙述五运六气,六十年天时民情病谱,运气杂著谱四章三十六条;卷二为"诊视部",列诊脉谱,七表、八里、九道脉谱,七怪脉、诊法捷要诀、六部四脉主病、男女老少肥瘦切脉法、脉候十二脏部位辨、十二经歌等十篇四十条;卷三为"药性部",列草、木、果、谷、蔬、鱼肉、金石七类二百七十六条;卷四为"诊治部",列脏腑用药谱至用热远热、用寒远寒、发表不远热、攻里不远寒等论十八篇;卷五为"病机部",分述各证病机九十三条;卷六至卷十三列"上身部""中身部""周身部""下身部"等各部病证二百七十四目;卷十四为"妇人部",列经、带、胎、产四目;卷十五为"幼部",列初生、杂病、痘、疹四目。

【书名释义】"嵩崖"乃景日昣之号;"尊生",原为"尊僧",景氏曾拜嵩山一位高僧为师,尽得其传,将其书命名为《嵩崖尊僧》,乃尊师之意。由于嵩山少林寺和尚曾"反清复明",为使此书能更好传世,故将"僧"字改为"生"字(刘道清《〈嵩崖尊生书〉校注》)。虽是谐音,"尊僧"意狭,"尊生"则意广。如清代沈金鳌《沈氏尊生书·总自序》所云:"盖以人之生至重,必知其重而有以尊之,庶不至草菅人命也。"

【学术特点】

1.强调医易同源。景氏自幼习儒,对《周易》造诣颇深,著有《嵩崖易义》。后因母病习医,精研《内经》《难经》诸书,常以易释医,认为医易同源,阴阳之消长变化,在天地与人无二致。书中弁言(序)云:"夫《易》以道阴阳,伏羲八卦分两仪之体象,文王八卦明五行之精微,对待流行,交感错综。凡天地间之有形有气、有体有质,其变化不测尽之矣。"认为阴阳之理源自于伏羲八卦,五行之理蕴藏于文王八卦,天地间之形、气、质之变化皆源自于阴阳五行之变化。

2.重视阴阳升降。景氏重视阴阳升降,"人身之配天地不过此一阴一阳之道,而医理之赞化育不过此为升为降之理。微阳宜养而亢龙有悔,微阴宜惜而坚冰可畏……宜降不宜升者,防剥之再进;宜升不宜降者,培复之始生。畏剥所从衰,须从观始;求复之渐进,宜向临行。盖不易以立其体,而后变易以致其用。不通变不足以知常,不守常亦不足以达变。"以卦象之"剥""复""观""临"之间的关系阐释人身阴阳升降之理,提出"微阳宜养""微阴宜惜",业医者须知常以达变。

3.阐发五运六气。景氏对运气极为重视,本书开篇卷一"气机部"即阐述五运六气。作者序曰："《内经》言五运六气而民病因之。"吴联序亦云："此五运六气、天时民病中有阴阳变化之道，一综核之于脉理药性、审症立方，节节考证，卷卷精详。"是书对五运六气之阐述如吴联序所云，可称极精到详明，对《素问》运气七篇大论做了详细归纳整理，从五运、六气、主气、客气、左右间气，到南北政、五郁之发、六气淫盛、三年化疫，从病机到病症、治法，均一一详述，部分内容编成歌诀形式，便于习诵，可作为研习五运六气的极佳参考。

4.推崇东垣丹溪。除《内经》《难经》诸书，景氏对金元时期李东垣、朱丹溪至为推崇。如卷一《各气皆成于土说》篇云："经有肝（应作肾）之脾胃虚，肺之脾胃虚等例""而总之曰有胃气则生，无胃气则死，此东垣之学所以独畅一家之言而为百世师也"。此处"经"即指李东垣之《脾胃论》《内外伤辨惑论》。该卷《火土混杂说》篇云："天气以风暑湿火燥寒为次，而湿居火前。地气以木火土金水为次，而土居火后""土火势不能不混杂，而土旺常在长夏火热之候也。丹溪发明湿热相火为病，十居八九，及有湿郁生热，热久生湿之论，殆非无本"。对朱丹溪湿热相火之论赞赏有加。

5.论病独出新意。景氏并未固守古人之窠臼，论病往往独出新意，别有心得。如论中风，古人之治以疏风为法，予小续命汤。至刘河间则谓由将息失宜，内火暴甚，水枯而致。李东垣则曰气虚而风邪中之。而丹溪则云湿土生痰，痰生热，热生风。景氏析之曰："据三子主火、主气、主湿痰之说，反以风为虚象。若以三子为是，则三子未出，固有从昔人而治愈者。若以昔人为是，则三子既出，亦有从三子而治愈者""盖百病皆有因有证，古人类中风，言其证也。三子论中风，言其因也。知此，则知真中风原因气体虚弱、荣卫失调所致。若非体虚所致，则西北风寒大盛，宜中风者比比皆是矣。其因火、因气、因湿者亦未必无外邪侵侮，若无外邪，则火气湿各自为他症，岂有㖞僻瘫痪、暴仆暴喑之候？"其论较为客观全面，且对论治提出自己的见解："治者，外感重先祛外邪，小续命汤可用。内伤重先补中气，六味、八味、四君子、四物酌用""分经按症必一一详明，方可下手无误"。

6.善用方证证治。是书对诸病均详细分类，一一列出证候及对治方药。虽然诸病皆有病论，逐一详细探讨病机、治则，但其论治则遵循《伤寒论》，采用方证证治方法，与当今辨证方法殊异。其诸病"备用诸方"部分所列方剂，皆以证候为条目。如卷八心分，诸血病，在前《诸血病论》中详细探讨其病因病机,列有《吐血分三因论》《吐血分阴阳真假论》《血从郁致论》等,而其下诸方则分吐血、齿血、咳嗽血、咯血、九窍出血备用诸方。如咳嗽血,则分别列出十一组证候:涎唾中有少血散漫者、咳痰中血如红缕、咳出浅血色似肉、嗽血久成劳或劳病成而嗽血虚火症悉具、喘咳脓血面疮身肿、久嗽咯血成肺痿或吐白涎胸满、伤风寒后咳血胸满、伤力吐血痰、劳嗽血、经逆行或血腥吐血、久嗽补肺。每一证候下列方,分别为滋阴保肺汤、滋阴保肺汤加童便、竹沥,为白血必死(此无治)、黄芪鳖甲散、人参蛤蚧散、扁豆散、麦门冬汤、七伤散、补肺汤、韭汁、百花膏。

【版本情况】据《中医图书联合目录》载,该书共有 24 个版本。主要包括康熙三十五年(1696 年)刻本、康熙三十九年(1700 年)刻本、乾隆五十五年(1790 年)致和堂刻本、道光四年甲申(1824 年)宏道堂刻本、光绪六年庚辰(1880 年)刻本和上海锦章书局民国八年(1919 年)石印本、1921 年上海广益书局铅印本、1928 年江阴宝文堂藏版、1955 年上海锦章书局石印本等。另有扫叶山房藏版、善成堂本、三让堂本、纬文堂本、文会堂本、大文堂本、右文堂本、金玉楼本、连元阁本、渔古山房本、藜照书屋本及本衙藏版、六也楼本等多种版本。尚有部分袖珍本,如古吴三让堂本、纬文堂藏版,书名题为《袖珍嵩厓尊生全书》。

2011 年,山西科学技术出版社出版《嵩厓尊生全书》,中国中医药出版社出版《嵩厓尊生》;2015 年,河南科学技术出版社出版《嵩崖尊生书校注》(中原历代中医药名家文库·中医名家珍稀典籍校注丛书,刘道清等校注),中国中医药出版社出版《嵩厓尊生书》(中国古医籍整理丛书,谷建军等校注)。

【影响评价】该书论述广泛,资料丰富,结合临床比较密切,是一部集中医理论与临床实践于一体的医学著作。《登封县志》载:"《嵩崖尊生》是我国医学珍品,对妇科疾病见解有独到之处,后传入日本,享有盛誉。"

清代岭南医家何梦瑶《医碥》中多处引用本书。王国为等认为:"《嵩厓尊生》作为一本清代早期在岭南出现的重要医籍,与岭南医学有较密切联系,亦值得当代学者尤其是岭南医家学者进一步研究。"

【作者简介】景日昣(1661—1733 年),字东阳(或作冬阳、冬旸、东旸),号嵩崖,河南登封人,清初医家。少习儒,因母病精研岐黄,并以医易同源,亦参易理。

参考文献

[1]张鸣钟.中医名著书名选释:《嵩崖尊生书》[J].中医研究,2017,30(1):80.

[2]谷建军.清代名儒景日昣及其《嵩厓尊生书》[J].中医文献杂志,2015,33(1):3-5.

[3]周世印.清代医家景日昣及其《嵩厓尊生》[J].河南中医,1983(4):18-20.

[4]王国为,杨威,徐世杰.略论《医碥》与《嵩厓尊生》的渊源[J].中国中医基础医学杂志,2016,22(10):1305-1307.

[5]周树德.景日昣与《说嵩》[J].河南图书馆学刊,2001,21(4):78-79.

第三节 妇儿类

《女科济阴要语万金方》

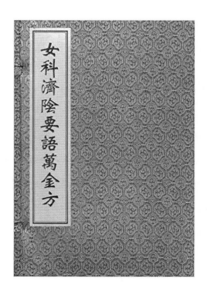

【医著简介】又名《济阴要语》。中医妇产科学著作。南宋郑春敷撰著。成书于隆兴三年(1165年)。

共两卷。上卷将女科疾病类分为治经水、治胎前、治产后、治杂症4门,分别论述各种病证的病机、治法、方药,共载方11首;下卷载家传妇科良方150首,详述每首方剂的方名、组成、功效、适应证、方剂歌诀及配伍等。

【书名释义】女科,犹言妇科;济,济护、济助之意;阴,谓女子属阴,以阴血为本;要语、万金,言其重要性,一代名医徐灵胎亲抄本书,说明其确有较高价值。本书是一部郑氏女科家传秘验之书,详述了其家传秘方161首,具有极高的临床实用价值,对妇产科诸症防治颇有裨益,被奉为至宝,从不轻易外传,故名《女科济阴要语万金方》。

另据考证,郑氏女科抄本有19种之多,其中不乏与本书类似命名者,如《女科万金方》《郑氏家传女科万金方》《女科万宝方》《薛氏济阴万金书》等。

【学术特点】

1. 经孕胎产,分门辨治。本书将妇科病证分为"经水""胎前""产后""杂症"4门辨证论治,从经、孕、胎、产的生理、病理、病因病机、诊治方法及方药运用等方面进行详细论述。郑氏妇科临证思辨细致准确,学术观点独到,为后世医家所推崇。

2. 病根于心,抑气行血。认为妇人易于情志过极,郁结于心,气血运行不畅,而致经产诸病。治疗则强调"世或未之知抑气行血,血盛气行妙诀也"。如治疗闭经家传秘方通经散、通经秘方、神应丹、归术破癥汤等,均从抑气行血角度论治。因行气药耗气伤阴,故又强调"抑气又当审其人之虚实"。

3. 重视气血,培补中土。强调妇人以气血为本,治法"以培补中土为其主脑"。脾胃是气血生化之来源,若脾胃不调,经水、胎前、产后诸病皆生。在妇科病治疗中强调顾护脾胃,补益气血,以滋其化源,效如桴鼓。

4. 家传秘方,临证经验。本书为郑氏妇科家传抄本之一,共收载161首方剂。部分方剂有明确方名;部分方剂无明确方名,以字号代称;部分方剂则是字号与方名并称。所列部分方剂附有歌诀,多采用四句七言体,押韵上口,便于诵读。书中还记载了郑氏家传的一些临证用药经验,具有重要的学术价值。

【版本情况】本书成书于南宋孝宗隆兴三年(1165年)。现存有3个版本,均为清抄本。其中抄录时间最早者为清代名医徐大椿之手抄本(该书前后序均出自宋人,而书中却有出自元后人言,显已非郑氏原著)。

另据何时希《中国历代医家传录》引《女科书录要》:明代任树仁校订《女科济阴要语万金方》时,将其改名为《妇科约囊万金方》(《妇科约囊万金方》抄本确出自任氏,然是否由郑氏《女科济阴要语万金方》订正而来,对照徐灵胎抄本,发现两书内容各异,因未见郑氏原本,存疑待考)。

2009年,中医古籍出版社出版《女科济阴要语万金方》(中医古籍孤本大全丛书);2014年,湖南科学技术出版社、岳麓书社联合出版《中医古籍珍本集成·妇科卷:女科济阴要语万金方女医杂言 妇科约囊万金方》繁体竖排原文影印版。

【影响评价】《女科济阴要语万金方》作为家传手抄本之一,记载了郑氏论治妇科诸病的诊疗经验,被后世奉为至宝,具有丰富的学术内容和临床实用价值,为昆山郑氏妇科的传承和发展奠定了学术基础。

【作者简介】郑春敷,南宋荥阳(今河南省荥阳市)人。世业医。早年习读医书,集诸家之善,抄传世验方,究女科诸症。

参考文献

[1]杨东方,刘平,李俊德.《中国分省医籍考·河南卷》补遗[J].中医学报,2010,25(5):1028-1030.

[2]任红丽,段逸山.抄本《女科济阴要语万金方》研究:兼论与《坤元是保》的关系[J].中医文献杂志,2009,27(2):17-19.

[3]卞雅莉.《女科济阴要语万金方》版本及学术特点研究[J].南京中医药大学学报(社会科学版),2015,16(4):248-249.

[4]鲍晓东.《女科万金方》版本源流及作者医学思想窥奥[J].中医文献杂志,2015,33(1):9-12.

[5]俞欣玮,马大正.中医古籍珍本集成·妇科卷:女科济阴要语万金方 女医杂言 妇科约囊万金方[M].长沙:湖南科学技术出版社、岳麓书社,2014.

《全幼心鉴》

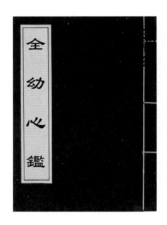

【医著简介】又名《寇氏全幼心鉴》。中医儿科学著作。明代寇平撰。初刊于明成化四年(1468年)。

共四卷(部分版本为八卷或十六卷)。卷一总论小儿先天禀赋、阴阳气血等生理特点,面部与手部望诊、小儿的保育与调理及儿科医生之守则等;卷二论小儿脉法、初生儿的护理及常用病;卷三、四分论小儿诸病(以内科病证为主,包括痘疹),并附录《小儿明堂灸经》。书中除选集经效古方予以阐论外,对面部及虎口三关、指纹望诊做了较细致的描述,并附图40多幅。

【书名释义】全,保全之意;幼,指小孩;鉴,意为借鉴、鉴别、鉴察。本书详细论述了小儿生理特点、望诊脉法、保育调理、诸病诊治等内容,是作者的儿科证治研究心得体会,对于小儿保育护理及儿科疾病防治等具有重要借鉴价值,故名《全幼心鉴》。

【学术特点】

1. 强调医德的重要性。寇氏在全书第一卷的卷首即强调医德的重要性,痛斥私藏良方不传于他人的自私医者;批评将前人之方"妄加一二味,改易其名便为秘方,以惑众听"的滥竽充数者;批评不用心学习,只会夸夸其谈,治病即束手无策的医者;批评对患者"自逞明能,谩谈异说",迷惑患者的医者;或对患者"不敢进言实情",随患者所喜而刻意讨好的医者。寇氏认为"医乃九流之祖、百世之宗",当医生必须认真学习《素问》《难经》《脉诀》等医学经典,通晓五运六气学说,深谙药性、针灸之道,并当存好心,以救人为念,"勿问贫富贵贱则与善药",不可为财而损德,不可为利而损仁,不可趋炎附势,"贫富一般医,上不欺乎天,下不欺乎地,中不欺乎人,依方修合,积德救人。"寇氏指出,为医者要中正平和,不能嫉妒贤能,所谓"医门一业,慈爱为先,常存救治之心"。他对于某些医生在治疗疾病之时訾毁前人的做法深恶痛绝,这些人不量病有浅深,效有迟速,唯以妒贤嫉能为务,利己害人,惊谬病家,此类行径与禽兽无异。为医生者,一定不能过于贪财和趋炎附势,无论昼夜寒暑、远近亲疏、富贵贫贱,病患一旦有请,一定要随时应对。"凡有请召,不以闻命即赴,视彼之疾,举切吾身,药必用真,材无过望,推诚拯救,勿惮其劳",这才是为医之道。寇氏的这一思想正是中国古代一贯重视医德的体现。

2.强调护养重于调治。小儿血气未充,脏腑柔弱,"易虚易实,易冷易热",故预防小儿疾病的发生应首先注重护养。书中对小儿的护养有详细的阐述。未满月之婴儿应避免与外人接触,以防染病。平日应顺时调摄,外护寒邪,内节饮食,睡莫当风,坐莫近水,饮食宜清淡,不可过饱,不可贪食生冷甘肥等,以防"食甜成疳,食饱伤气,食冷成积,食酸损智,食苦耗神,食咸闭气,食肥生痰,食辣伤肺"。若小儿刚刚能坐,不可令其久坐,亦不必强令其早走路,小儿筋骨柔弱,久坐、早行恐伤筋骨。寇氏总结护养之法,要"忍三分寒,吃七分饱"。他对富家子弟过于溺爱婴儿,不令其见风日、接地气的做法提出批评。富家之人,但令襁褓不令见地气,藏之帏帐不令见风日,导致幼儿筋力缓弱,秀而不实,诚非爱护之法。他提出护理婴儿应注意保持背暖、肚暖和足暖,若风寒伤于肺经,使人毫毛笔直,皮肤闭而为病,或咳或嗽,或喘或呕,背暖则风寒不易侵犯。若肚冷则物不腐化,导致肠鸣、腹痛、呕哕、泄泻等疾病。肚暖则胃热,能消化食物,饮食正常则百病不生。中医有"寒从足下生,温足保太平"之说,脚是阴阳经穴交会之处,属于神经末梢,对外界的寒邪最为敏感。如果脚部受凉,与足部反射区相对应的内脏就会感到不适,只有脚部暖和,全身才能抵御寒冷。

3.强调调理脾胃在治疗儿科疾病中的重要性,具体病证要区分表里虚实。寇氏指出,脾胃安和对于人体健康非常重要。若脾胃全固则津液通行,气血流转,使表里冲和,一身康健。小儿虫积、疳积、食癖、泄泻、盘肠、伏暑、身体发黄、弄舌、腹胀、慢惊、慢脾、阴痫、吐泻等各种疾病均由脾胃失调引起。在寇氏所列的治疗各种疾病的方药中,很多都具有温脾健胃的功效,通过对脾胃的调节增进人的食欲,荣养百骸,润泽四肢,扶持正气,祛除邪气,这样能够很好地对治疗各种病证起到辅助作用。在具体病证诊治上,寇氏强调要区分表里虚实,辨证治疗。以中医热证为例,寇氏认为小儿生禀纯阳,血气壅实,五脏易生诸热。五脏所主热各不同,其治亦不同,应当辨明表里,表热宜发汗而散之,里热当攻下以涤之。小儿诸病,唯热最多,古分惊热、疳热、风热、潮热、伤寒热、疟热、积热、丹热、疮疹热、余毒热 10 种。先当辨其虚实,随证治之。他还具体指出了虚热、实热、汗下热不除等不同热证的表现形式与治疗方法。热证治疗的基本原则是身中有热先除热,热里逢虚先补虚。

4. 辨证与治疗善于通权达变。在《全幼心鉴·通变》篇,寇氏云:"良工进药,药用在人,通变为医。医行存志,志若通则医不繁,机能变则药不紊。通变者为奇,得志者为妙,古云心通方学道,愚曰志变作良医。"寇氏指出,他著作此书看似喽喽喋喋,过于琐碎,其目的便是使人明白通权达变的道理,诊治疾病不能拘于成法,要善于变通,要根据证候的传变而灵活化裁。治病应因人、因地制宜,诊治疾病既要遵循一般治疗原则,又必须根据证候的传变而临机处置。由于古今人的体质、自然环境的不同,对于古人行之有效的处方也要辩证看待。不同的人饮食坐卧不同,饥饱劳逸有异,即便同样的症状也必须辨证施治,分别用药,正所谓"主治在乎通而知其变,此乃良工用心规矩;疑其变且智不通,此乃庸夫用心操执"。对于小儿得病之源,寇氏区分大喜后乳食饮水、大哭后乳食饮水、大饥后乳食饮水、大饱后饮水迎风、大惊后乳食饮水、当风乳儿饮水、夜露下乳儿饮水、正餐便乳、正汗便乳、食热面乳儿、食酸咸炙煿乳儿、母醉卧当风乳儿、母饱便乳儿、饮水便乳、饮酒食肉乳儿、嗽后乳儿饮水、悲喜未定乳儿饮水、儿啼未定乳儿饮水、拭浴未干乳儿饮水等各种情况,一方面引经据典,一方面提出自己的看法,并对古人的某些讹误加以纠正。

【版本情况】现存明成化四年(1468 年)全幼堂刻本、明嘉靖二十六年(1547 年)玉峰书堂刻本、明嘉靖二十八年(1549 年)清江堂刻本、日本宽文十一年(1671 年)刻本等版本。王尊旺等研究认为,《全幼心鉴》的源流为:成化四年初刻本形成后,于嘉靖年间再次刊刻,分为四卷本和八卷本,其后日本在成化本基础上刻十六卷本。

1996 年,上海古籍出版社出版《全幼心鉴》影印版。2015 年,中国中医药出版社出版《全幼心鉴》(中国古医籍整理丛书,王尊旺校注)排印本。

【影响评价】《全幼心鉴》作为明代一部较为重要的儿科著作,具有较高的学术价值和临床价值。日本橘玄渊认为:"寇衡美《全幼心鉴》,帙省而事要,言简而义晰,其五脏血气、寿夭之论、初诞变蒸、护养之法、察面色辨、虎口诊脉、视证投药、灼艾之术,乃至医士平生之劝诫,莫不具载而兼备焉,于保婴之道,可谓无遗憾也"(日本宽文本《太医院真传全幼心鉴》跋)。明清医家著作如《本草纲目》《景岳全书》《幼科类萃》《急救广生集》对本书内容也多有引用。

【作者简介】寇平,字衡美,明代医家。河南登封(今河南省登封市)人,生平事迹不详。

参考文献

[1]寇平.全幼心鉴[M].王尊旺,校注.北京:中国中医药出版社,2015.

[2]王尊旺,蔡鸿新.《全幼心鉴》的版本考证与学术思想[J].福建中医药大学学报,2014,24(3):65-66,69.

《育婴集》

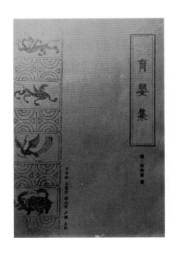

【医著简介】中医儿科学著作。清代田净意撰。据《史话巩义》记述,成书于清道光十七年(1837年);又据卢中和等整理版序记载,成书于道光丙午夏(1846年);又据《中国医籍大辞典》中载,成书于清咸丰八年(1858年)。

共十二卷。卷一内容包括业医三要禁忌、五运六气、脏腑经络、用药法象、活幼心诚歌、面分八卦图、五脏面为图、察面部形色歌;卷二论五脏主病脉歌、虎口三关部位脉纹形色图、虎口三关部位脉纹形色歌、初生调护之法、初生护养之法、脐风、寒证、热证、伤风、伤寒的治法方药;卷三论变蒸、急惊风、慢惊风、胎惊、天癫、吐泻、疟疾、痢疾、疳积的治法方药及急惊风、慢惊风、吐泻、痢疾、疟疾危证;卷四论疳积、伤食、脾胃病、肿胀、瘟疫、斑疹痧子、中暑、黄疸、癣疾、癫痫、疝气的治法方药及疳积、伤寒斑疹危证;卷五论淋证、头痛、腹痛、失血、痰喘、鹤膝、目疾、耳病、鼻疮、口疮咽喉病的治法方药;卷六至卷十论痘疹,包括总论、病因、治则治法、辨证、治疗、方药及顺证、逆证、兼证、危证、愈后等,并附相应图示、歌诀等;卷十一、卷十二论用药及常用药物性味主治。

【书名释义】《玉篇》说:"育,生也""育,养也"。其本义为生养、生育,引申为养活、养育。关于"婴",《释名》曰:"人始生曰婴。"此处意为婴童,泛指小儿。本书"集百家之精华,汇诸书之奥旨,真千古之秘义"(《育婴集》凡例),"专治小儿杂症、痘疹,屡收奇效""斟酌万全,言简而赅,无法不备"(《育婴集》曹德泽序),被奉为儿科圭臬,故名。

【学术特点】

1.重视医德,提出"业医三禁"。一要灵变。要做到"信其书而不泥于书,用其方而不执成方,随机应变,加减得宜",切不可胶柱鼓瑟;二要小心。要做到"观形察色,审声问症,细细体察",切不可"心粗气浮,一望即决";三要轻财。医为仁术,尤当以救人为急,切不可贪利。并强调指出:"凡诊视贫窘之家及孤寡茕独者,尤宜格外加意。"对于因贫致病者,付药之外,还要量力周给。

2.内容丰富,采用七言歌诀。全书内容涵盖五运六气、脏腑经络、小儿疾病诊察、用药法象、常见病症主治方药、初生调护养育之法、常用药物功能主治等内容。书中共论及病症近40种,药物160余种,用方(法)近400首,附图70多幅。其论病症、论药物等,多以歌括形式,易学易记。

3.详论痘疹,立诊治之圭臬。书中列五卷内容。其中卷六为痘疹总论、病因、治则治法、辨证、表里虚实寒热辨证治疗,并论其顺证逆证;卷七、卷八为痘疹发于不同部位图示;卷九论痘疹兼证、危证、愈后、辨证、用药禁忌,并附常用汤散方歌;卷十论痘疹常用方剂及辨证用药。

【版本情况】本书曾被巩义名仕以木刻版刊行,原木刻版在"文化大革命"中毁佚。后巩义名医翟书庆将《育婴集》锦绣斋木刻版一套(三本)公之于众,始见原貌。然年代久远,其中有些字迹模糊不清,部分内容残缺不全。经全国名中医毛德西多方询问,又见到由巩义卢中和、王惠珍、张玉仟、卢珊点校的《育婴集》(未公开出版)。

《中国医籍大辞典》中载:"(育婴集)原存清咸丰八年刻本,藏于河南省图书馆,经查未见。"《中国医籍续考》中亦载:"(育婴集)有咸丰八年刻本藏河南省图书馆,经查未见。"说明本书在当地虽有流传,但未经官方出版。

2021年,中原农民出版社出版《育婴集》(近代名医著作丛书·河南卷,张海杰等整理)。

【影响评价】本书成书后虽未见正式出版,但后世多有记载,在巩义当地亦有流传。从目前见到的锦绣斋木刻版和卢中和等点校版来看,除作者自序外,为该书作序者多达九人,诸序中对本书亦颇多褒扬之辞。如咸丰八年(1858年)王语太序曰:"其论详尽,脉络分明,言简而赅,方奇而法……此书一出,编注传海内,天下之福也,予又何以测其高深哉!"可见其影响之深远。

【作者简介】田净意(一作田静意),名鸾,生卒年月不详,生活在清道光年间。河北人,后迁至河南巩县(今河南省郑州市巩义市),隐居于海上桥村。善诗文,精于瘟疫诸症及儿科疾病。

参考文献

[1]《中国医籍大辞典》编纂委员会.中国医籍大辞典(下册)[M].上海:上海科学技术出版社,2002.

[2]刘时觉.中国医籍续考[M].北京:人民卫生出版社,2011.

[3]王振江,孙宪周,贺宝石,等.史话巩义(增补版)[M].郑州:中州古籍出版社,2012.

[4]田净意.育婴集[M].张海杰,王志刚,整理.郑州:中原农民出版社,2021.

第四节　温病类

《瘟疫安怀集》

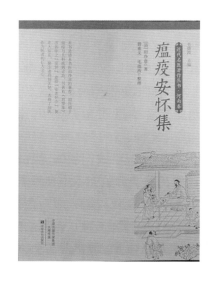

【医著简介】温病类著作。清代田净意撰著。初刊于道光丁酉年(1837 年)。共四卷。于瘟疫一病,辨诸症、分经络、著病论、联方歌,条陈缕析,简捷详密。卷一总论瘟疫的概念及总的治疗原则;卷二论瘟疫诸恶症及汗法、下法的应用;卷三论瘟疫下后诸症、瘟疫诸肿症及杂症、兼症,瘟疫九种传变的治疗;卷四论瘟疫愈后的调理,六经辨证、辨脉及用药法。

【书名释义】安怀,即"安老怀少"之意。意为使老人安乐,使少者得到关怀。《论语·公冶长》云:"长者安之,朋友信之,少者怀之。"据本书序载:乙未(1835 年)夏,面对"瘟疫肆行,几坠老幼于涂炭中"的严峻形势,田氏"大有所不忍也,因修书一卷,题曰《瘟疫安怀集》",体现了田氏作为医者的仁人之心。

【学术特点】全书处方计 68 首。其中出自《温疫论》者 25 首(占 36.76%),《伤寒论》14 首(占 20.59%),《金匮要略》1 首,其他著作 16 首

（占 23.53%）。田氏自创方剂 12 首（占 17.65%）。

【版本情况】本书原书为木刻本（原木刻版已于"文化大革命"期间毁佚），现有锦绣斋影印本及多种版本的手抄本。2016 年，经曾垂义、毛德西整理，中原农民出版社出版《瘟疫安怀集》（近代名医著作丛书·河南卷，排印本）。

【影响评价】本书主要叙述温热病的治疗方法，书中方药多来源于吴又可《温疫论》及张仲景《伤寒论》，但行文以歌诀方式为多，又以七言语句为主，韵音上口，易于背诵，贴切临床，可信实用。全国名中医毛德西教授认为，本书是研究中医温病学的必读书目之一。

【作者简介】见《育婴集》介绍。

参考文献

[1]田净意.瘟疫安怀集[M].曾垂义,毛德西,整理.郑州:中原农民出版社,2016.

[2]王振江,孙宪周,贺宝石,等.史话巩义[M].2 版.郑州:中州古籍出版社,2012.

[3]禄保平,毛峥嵘.毛德西教授谈读书与临证[J].中医学报,2017,32(2):221-224.

《新编火疫论》

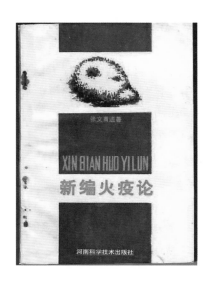

【医著简介】温病类著作。张文甫撰著。全书分上、中、下三篇,共十三章,分别论述火疫的治疗大法、火疫杂证之论治、疫后杂病之论治等,编以歌诀形式,并加注释。

【书名释义】火疫为疫病的一种类型,是指因火气过盛而引起的传染性、流行性疾病。《素问·本病论》云:"温疠暖作,赤气彰而化火疫。"本书是张文甫晚年依其防治传染病经验撰写而成。本书汇集了吴又可、杨栗山、吴鞠通、田净意等诸多医家论述,并就火疫证治规律、火疫杂证及疫后调理做了较为详尽论述,故名之曰《新编火疫论》。

【学术特点】

1. 专论火疫之作。提出"火疫者,火热之过盛也。得时济之则发病,故多起于春末夏初也。"由此明确,所谓火疫,即是春末夏初之热性传染病,包括流脑、流感、重症感冒、布鲁氏菌病、流行性腮腺炎等。

2. 分析火疫病机。提出"火疫者,邪火也,邪火炽盛反侮水以耗液也。故温责少阴水亏,疫责三焦火发也",从正邪两方面区分温病与瘟疫。温病是水亏而发热,病在少阴;瘟疫是邪火炽盛而耗液,病在三焦。温病多无传染性,而疫者必有传染性。火疫之邪多为天地间不正之杂气,"如毒雾之来也无端,烟瘴之出也无时",且在天为热,在地为火,在时为夏,故为病当盛于夏季。火邪侵入人体,首先犯肺,继而伤肾、伤肝、伤心。伤之轻重,决定于人之正气。

3. 论述火疫证候。火邪为阳毒,故发病初起,即见寒热之象,继而时轻时重,下午热象最为明显,类似湿温,但湿温多在太阴、阳明二经,传变较少;而火疫变化最速,甚则一日三变。除见发热憎寒外,有头晕作渴者,有呕哕吐食者,有胸膈痞闷者,有咽喉肿痛者,有壮热神昏不醒者,有喉项俱肿者,等等。初起脉洪盛满指,个别还有浮而洪数者。舌质红而紫,苔腻而厚,反映出"杂气"或"戾气"之象。它既不像卫气营血传变那样规律,更不像伤寒六经那样恶寒较重,而是先伏膜原,阴阳交争,寒热发作;继之犯金侵脾之症迭起;出表入里,无有定型。其热势变化甚多,细细辨认,方可领悟。

4. 拟定火疫治法。提出"盖疫为疠毒,热邪居多,火疫尤以清泄为主,实古今不易之定论""火疫炎热最凶猛,救不及时命立倾"。火疫初起,急当清解热毒,安定中焦,拟清解定中汤治之。舌苔黄腻者,则用达原饮逐邪出巢。若大热已减,余热不尽,可用清燥养荣汤;若火热生痰,痰涎壅盛,咽喉不利,可用瓜贝养荣汤;若热结在里,烦渴引饮,可用承气养荣汤;若热入营血,神志不清,谵语连连,可用清营汤与清宫汤,或安宫牛黄丸等。若小儿患疫,善用加味太极丸治之。若产后患疫,则用三和汤治之。

5. 阐述杂症证治。火疫之后,杂症迭出。书中提出,"疫邪羁留皮肤间,遍身瘙痒如疥癣",可用《瘟疫安怀集》解毒化毒汤治之;疫后咳嗽,日轻夜重,可选用《瘟疫安怀集》瓜蒌杏仁汤;疫后不眠,心烦难寝,可选用《古今医鉴》高枕无忧散;疫后三焦水道功能失调,可选用肾气丸;疫后大便不利,可选用调胃承气汤;疫后小便不利,可选用清燥利水汤;疫后身凉无热,单自汗出,可选用《温疫论》黄芪汤。

6. 重视疫后调理。火疫瘥后与其他热性病一样,当注重调养。书中提出,"客邪新去胃方可,几微之气费安排;先与米饮后糊饮,米粥软饭循序来"。若不注意,就会有自复、食复和劳复之虞。自复者,由于疫热内炽,血分大伤,最易自复。曰:"无故自复邪未尽,此名自复君须问;前得何症用何药,稍施前药即安稳。"食复者,乃因饱食及饮食腥荤等所致。只用小柴胡汤或《瘟疫安怀集》三仙散调理即可。劳复者,疫邪退后,当静心调养,却过早辛劳,或梳洗沐浴,多言妄动,遂致发热,病乃复作。当滋阴益气,取《温疫论》安神养荣汤调理最效。预防方面,则主张用贯众、大黄及屠苏酒等。

【版本情况】本书为已故名老中医张文甫之遗著。经张茂珍等整理,1985 年 3 月,由河南科学技术出版社出版。

【影响评价】张文甫先生"生前勤求古训,学识渊博,不仅擅长内科、妇科,且对外感热病有精深的研究"。全书编以歌诀形式,提纲挈领,并加注释。内容新颖,论点精辟,辞简理周,有裨实用。

【作者简介】张文甫(1902—1970 年),河南荥阳人,六世业医。曾任开封地区中医班教师,开封专区人民医院中医科副主任、主治医师。系河南省卫生厅 1964 年备案的 99 名老中医之一。擅长内、外、妇、儿各科,对伤寒、温疫及疑难病症有精深研究。

参考文献

[1]张文甫.新编火疫论[M].张茂珍,张志喜,宋兆民,等,整理.郑州:河南科学技术出版社,1985.

[2]毛德西.火疫证治[J].河南中医,2009,29(11):1060.

第五节 本草类

《南方草木状》

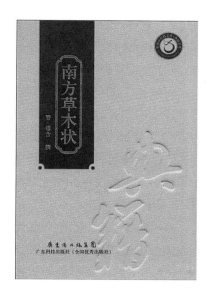

【医著简介】植物类著作,岭南医籍。晋代嵇含撰著。约成书于晋永兴元年(304 年)。亦有学者认为本书是后人伪托嵇含所著,成书时间在北宋或南宋时期。

全书共三卷。上卷载草类 29 种,中卷载木类 28 种,下卷载果类 17 种、竹类 6 种,共 80 种。其中药用植物近 20 种。本书对各类品种的植物环境、产地和用途等进行了生动翔实的描述,并记述了生物防治、水面无土栽培、产品加工等。

【书名释义】本书记载了我国西晋时期岭南地区(今广东、广西及越南等地区)的植物 80 种,分为草、木、果、竹 4 大门类,并对每种植物的性状、产地、用途等方面进行分述,故名《南方草木状》。

【学术特点】

1.是我国现存最早的地方性植物志。全书收载我国岭南的热带、亚热带地区植物80种,分草、木、果、竹等类。每种植物分述其性状、产地、用途和有关的历史掌故等,并配有图绘。

2.所载药用植物丰富了中药学内容。如记载食用豆蔻花(即草豆蔻)有"破气消痰,进酒增倍"作用,至太康三年由交州进贡给皇帝,试之有效;槟榔与扶留藤和牡蛎壳制成的石灰一起嚼食,有"滑美、下气、消谷"功效;留求子(即使君子)能"治婴孺之疾";蕙草(指广藿香)"可以止疠"等。书中还最早提到中药莘芨;记载有中药薰陆香(即乳香)、桂(指肉桂)、土沉香、诃黎勒(诃子)、菖蒲,以及苏枋(即苏木)、蔓荆、罗勒、麻黄、石斛、芍药、牡荆、巴豆、胡蔓草等。

【版本情况】本书最早著录于尤袤《遂初堂书目》和陈振孙《书录解题》。现存最早刻本是南宋咸淳九年(1273年)左圭主编的《百川学海》本。此后,又陆续有《说郛》《汉魏丛书》《丛书集成》等十几种版本,并有英译本行世。现存清末吴江沈氏怡园刻本。1955年商务印书馆排印本附有上海历史文献图书馆珍藏的《南方草木状图》60幅。

1991年中国科学院昆明植物所编著、云南民族出版社出版《南方草木状考补》;1992年中国农业出版社出版《嵇含文辑注》;2009年广东科技出版社出版《南方草木状》(岭南中医药文库·典籍系列);2017年学苑出版社出版《〈南方草木状〉释析》。

【影响评价】《四库全书》收录此书,并对该书做出了很高的评价。广东农林学院徐祥浩认为,本书"从内容看来,可称为中国古代一部有科学价值的地区性植物志,国外学者也很推崇""研究这部书,不仅可以认识当时华南及其以南地区的植物和医药情况,也可了解当时与国外通商情况"。

黄祥续指出:"嵇含撰的《南方草木状》虽然多未直接谈及药用,不能作为药学专书,不能与《神农本草经》同等要求,但是它涉及药物记述较多,也颇有效用……这对当时瘴重毒漫、缺医少药的岭南地区是有很大实用价值的,对现今药用植物研究也不能不有所启迪。"

【作者简介】嵇含(262—306年),字君道,号亳丘子。河南巩县亳丘(今河南省巩义市鲁庄镇鲁庄村)人,祖籍谯郡铚县(今安徽省濉溪县临涣镇)。出身于仕族之家,"竹林七贤"之一嵇康之侄孙。天性通敏,好学能文,曾任征南将军、振威将军、襄城太守等,袭爵武昌乡侯。

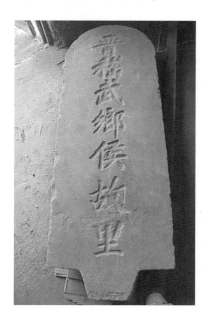

参考文献

[1]嵇含.南方草木状[M].广州:广东科学技术出版社,2009.

[2]孙启明.嵇含撰《南方草木状》内证二则[J].中华医史杂志,2003,33
　　(3):66.

[3]徐祥浩.关于古籍《南方草木状》及其所记载的药用植物[J].中药材科
　　技,1984(6):40-42,37.

[4]罗桂环.关于今本《南方草木状》的思考[J].自然科学史研究,1990,9
　　(2):165-170.

[5]缪启愉.《南方草木状》的诸伪迹[J].中国农史,1984(3):1-12.

[6]黄祥续.嵇含《南方草木状》对岭南药用植物的论述[J].广西中医药,
　　1989(5):42.

[7]马晓建,李秀萍.嵇含的学术成就及籍贯、葬地考[J].寻根,2011(2):96-99.

[8]朱晓光,朱玲玲.嵇含及其《南方草木状》[J].中医文献杂志,1998(3):
　　38-39.

《胡本草》

【医著简介】唐代郑虔撰。共七卷。所载皆西域药物,是一部专门讨论胡药的本草著作。明代李时珍《本草纲目》卷一云:"又郑虔有《胡本草》七卷,皆胡中药物,今不传。"

【书名释义】胡,是我国古代对北方和西方各族的泛称;亦泛指来自这些民族的东西。本草,是中药的统称;亦代称记载中药的书籍(《辞海》)。本书是郑虔广泛搜集整理西域各国草药及其应用经验而写成的著作,故名《胡本草》。

【学术特点】《新唐书·艺文志》将其著录于子部医家类;杜甫《八哀诗》"药纂西极名"句自注曰:"公著《荟蕞》等诸书之外,又撰《胡本草》七卷。"由此可知,本书主要是编录西域各国药草。

【版本情况】此书已佚。目前唯一称引《胡本草》佚文的是南宋董逌的《广川画跋·卷三·书没骨花图》,书中所言"没骨花",即指芍药。

【影响评价】本书是唐代我国北方通过丝绸陆路中外药物交流的专著,是我国古代唯一收藏西域药物的专著,为后世研究外来药留下了宝贵资料。可惜因唐末战乱而散失。尽管《胡本草》不能为今人所见,但它对唐代内地中药学的繁荣和发展所起的作用是不可泯灭的。

【作者简介】郑虔(691—759年),字趋庭(又作若齐、弱齐、若斋),郑州荥阳人,唐代著名文学家、书法家、画家;又精通天文、地理、博物、兵法、医药等,是近乎百科全书式的一代通儒。

参考文献

[1]尚志钧.唐代本草概况及特点[J].安徽中医学院学报,1991,10(1):49-51.

[2]陈尚君.《郑虔墓志》考释[C]//上海社会科学院历史研究所.第二届传统中国研究国际学术讨论会论文集(一).上海:上海人民出版社,2007.

[3]夏雷鸣.西域药物东传与中医药的繁荣[J].西域研究,1998(1):28-38.

《传信方》

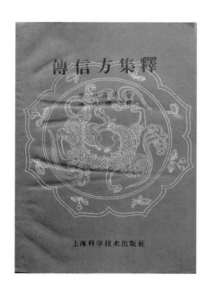

【医著简介】医方著作。唐代刘禹锡撰。成书于唐元和十三年（818年）。自元以后，渐次散佚。

共二卷。收录50余方，涵盖内、外、妇、儿、口腔、眼科等多科常见疾病，如腹痛、霍乱、脚气、痢疾、疔疮、月经病、虫咬伤等。所载方剂具有药价廉、有效验、药易得的特点。

【书名释义】《春秋谷梁传·公五年》曰："春秋之义，信以传信，疑以传疑。"意思是说，把自己所确信的东西传告给别人。刘禹锡想把自己所知的医药验方传给后人，于是集个人用于临床确有良效的方剂辑成此书。书中所列每个方药"皆有所自"，大多是来自民间有事迹可传的验方，"故以传信为目"，名之曰《传信方》。

【学术特点】

1.药方简便验廉。书中所载方药具有廉（价廉）、验（有效）、便（易得）的显著特点，如生姜治腹痛、牛蒡子根治热厥、山李子和野蔷薇根治口疳（口舌生疮或龋齿疼痛）、稻草灰治跌打损伤等。所用药物都是房前屋后、坡边沟旁易得易种的"贱药"，不用花钱或者花极少钱就能得到，因此深受劳苦大众喜爱。

2.药效屡经验证。如芦荟甘草治癣方,是刘禹锡少年时从楚州一个卖药摊上学来的;葱涕治跌打损伤方,是从一位不知名的"军吏"那里学到的;柳宗元救治三方,是从同僚挚友柳宗元那里获得的。这些方药不少是经刘禹锡反复试用证明有效的,正如他强调的:它们都是"一物足以了病者"的单方和验方。

3.药书影响深远。本书成书后,被后世中外医药著作多次引用。如《医心方》中曾引录本书数方:以槐枝丸治痔上便以艾灸上七壮,以知为度;疗春夏之交,露坐夜久,腹内痞痛,以大豆、生姜煎服;一切痢神效方,用黄连、黄柏、羚羊角、茯苓为散蜜丸,姜蜜汤下;疗蜘蛛咬,取羊乳久服,以愈为度,等等。并有验案为证。

【版本情况】《新唐书》卷五十九、《宋史》卷二百零七均载:"刘禹锡传信方二卷。"宋《崇文总目》卷三记载,彼时《传信方》二卷已阙。《四库全书·证类本草提要》谓:"靖康以后内府图经悉入于金。"故佚失。

1959年,上海科学技术出版社出版冯汉镛编撰的《传信方集释》,收方46则并刘禹锡论医逸文3条;1992年,冯汉镛在《传信方集释》基础上增补9方,会同其收集的其他古代遗方医书,由四川科学技术出版社出版《古代秘方遗书集》;1975年,上海中医学院油印《传信方》辑佚本,正编收入51方;2001年,陶敏、陶红雨编撰《刘禹锡全集编年校注》时,对《传信方集释》所收各方进行再考证与校释,认定44方。

【影响评价】本书所收方药大多符合验、便、廉的原则,临床价值较高,加之叙述严谨、言语生动,备受历代医家推崇。宋代《图经本草》《证类本草》及明代《本草纲目》等医籍都曾引用本书药方。有的验方还被日本的《医心方》、朝鲜的《东医宝鉴》等书收载,从而为中外医学交流也做出了积极贡献。

【作者简介】刘禹锡(772—842年),字梦得,祖籍洛阳(今河南洛阳),后迁居荥阳(今河南荥阳),亦葬于荥阳。唐代著名诗人、文学家、哲学家、政治家,有"诗豪"之称。进士及第,曾任监察御史等职,卒后追赠户部尚书。代表作有《陋室铭》《竹枝词》《天论》等。

参考文献

[1]陈其迈,高萍,高薇,等.中医书名源起举例[J].山东中医学院学报,

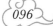

1991,15(5):67-70.

[2]相鲁闽.刘禹锡和《传信方》[J].河南中医,2011,31(1):75.

[3]李崇忠,李静.刘禹锡与《传信方》历史探源[J].中医文献杂志,2002
    (2):31-33.

[4]冯汉镛.古代秘方遗书集[M].成都:四川科学技术出版社,1992.

[5]陶敏,陶红雨.刘禹锡全集编年校注[M].长沙:岳麓书社,2003.

《鸡峰普济方》

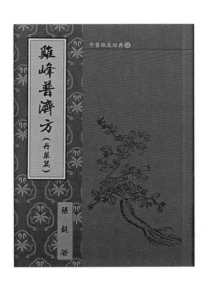

【医著简介】综合性医书。宋代张锐撰著。成书于宋绍兴三年(1133年)。

共三十卷,其中第二、三、六、八卷在清代汪士钟重刻时即已缺失(第六、八卷目录尚存),另外尚有零星缺页。卷一为"诸论",总述多种病证的病因病机、药物炮炙、处方法则等;卷四至卷二十七则按脚气、伤寒、补虚、脾胃、泻痢、妇人、消渴、小儿等分门胪列证治效方;卷二十八、二十九列举丹药制法;卷三十收录民间常用备急验方(此卷又有单行本,名《鸡峰备急方》)。

该书系综合择录宋以前医疗经验而成,涉及内、外、妇、儿各科,共载方3 000多首。每列一方,均详述所治病证、药物组成、修制及用法,有方有论,内容翔实。除方药外,书中还载有某些病症的导引、针灸疗法,言简意赅,便于使用。

【书名释义】鸡峰,指鸡峰山,位于今甘肃成县(古称成州),号称"陇南第一山",享誉陕、甘、川三省。南宋洪迈《夷坚志》载,张锐曾任成州团练使;又据陈自明《管见大全良方》载:"张子刚名锐,居蜀之鸡峰,为徽庙时御医。"普济,谓普遍济助,有"普救众生"之意。晋代陆机《演连珠》云:"威以齐物为肃,德以普济为弘。"中医书籍多有以普济名者,如宋代许叔微《普济本事方》、明代朱橚等《普济方》、清代佚名《普济全书》等。据考,张锐行医活动范围很广,可能遍及豫、甘、蜀、陕等地。本书是其从宋代以前方书中审择荟萃,撰著而成,有"普济"之德,故名。

【学术特点】

1.强调辨证施治,注重临床效果。

一是强调审因施药。在辨证施治过程中,注重辨别病源,强调临证找出病因才能有针对性地遣方用药。如在论述"喘而不得卧"时就列举了多种病因,若咳嗽而喘息有音不得卧者,是阳明经气逆也;若肺胀膨膨而喘者,皆当于春夏秋之交发作;若坐而不得卧,卧而气上冲者,是水气之客肺经等。在治疗上,认为只有针对不同病因选择不同治疗方法,才能做到有的放矢,疗效更佳。如治疗积滞之证,辨明病因病源,何物所伤,选用不同药物:肉食伤用硇砂、阿魏;鱼蟹伤用橘皮、紫苏、生姜;果菜伤用丁香、桂心;水饮伤用牵牛、芫花。

二是因人因性制宜。认为人之五脏有大小、高下、坚脆、端正、偏倾之别,六腑有长短、薄厚、缓急、禀赋不同;有人天生强健,有人常年有病;有人不拘饮食,有人服食药饵;有人富贵,有人贫寒;有人多愁善感,有人天生乐观。人之性格、地位、处境不同,患病特点亦不一样,"常富者恶劳,骄惰者情消,多事则神劳,多语则气净,多笑则腑伤,多恐则志慑,多乐则意逸,多喜则错忘,多怒则百脉不定,多恶则憔悴无欢,多好则昏迷不定"。人的禀赋、性情、好恶不同,疾病转归也千差万别,临证辨治和用药也应辨人识证、因人制宜。

三是注重据位施治。认为只有辨明病邪部位,才能投药准确,收到好的治疗效果。如将水肿按照发生部位及先后顺序分成不同类型,施以不同治法:"青水先从面目肿,大戟主之;赤水先从心肿,葶苈主之;黄水先从腹肿,甘遂主之;白水先从脚肿,上气而咳,藁本主之;玄水先从面肿,至足肿,芫花主之;黑水先从足跗肿,连翘主之;风水先从四肢起,腹满大,身尽肿,泽泻主之；石水先从四肢，小腹肿满大，桑白皮主之；里水先从小腹满，巴豆主之；气水乍盛乍虚，乍来乍去，赤小豆主之。"

2. 仔细审证辨别，判断疾病转归。在判断预后的方法上，强调全面审察、仔细辨别，形体上应"先定四时之脉便取太过不及、虚实冷热寒温、至数损益、阴阳盛衰、五行生克、脏腑所属""然后取其人形神、长短肥瘦、气候、虚实、盛衰、性气高下"，以及患者的其他具体情况，诸如贫富、老幼、强弱等，这样才能正确判断疾病的预后。

在审证判断预后的同时，强调如果治疗得当，死证亦可转为易治之证。如"五实者死，五虚者死"。但"亦有生者"，如"浆粥入胃，泄注止，则虚者活；身汗得后利，则实者活"，万不可"见虚实病重不急救治，枉致其死"，医家要"仔细详之"。

3. 发展医学理论，注重药物炮制。在对各种疾病论述时，注重剖析病源，发前人之未发之处甚多。如泻痢，"方论泻痢，只言是脾胃病""而不知肝肾气虚，亦能为泻痢""门户束要，肝之气也。肝气厥而上行，故下焦不能禁锢而泻痢。肾为胃关，门户不要，故仓廪不藏也。若病泻痢，其源或出于此"。强调肝肾气虚亦能导致泻痢，并阐明其病理机制，发展了医学理论。

卷一专设炮制法，对186种常用中药采用综合论述和分别论述的方法，阐明其炮制方法。所用炮制方法有研、煅、淬、煨、火飞、烧、焙、浸、炒、姜制、炙、炮等。对于哪些应炮去皮脐，哪些须用汤洗，哪些应去核，哪些须炒黄炒黑，以及炮洗时间、煅炙程度等，均有详细阐述。每味药下有单味药制法，方后亦有制法。对各种外用膏药和丹药的炼制方法也有详细记载，如云母膏、合烧朱砂法等，不但炮制精细，要求严格，而且具有一定科学道理，丰富了中药材加工知识。

【版本情况】原刊本已佚。现存版本有清道光八年（1828 年）汪士钟复南宋刻本。1987 年上海科学技术出版社出版汪士钟本影印本；2017 年学苑出版社出版《宋本鸡峰普济方》（李顺保主校）。

【影响评价】该书系宋代重要方剂典籍之一，对明清中药方剂学的发展有重要的影响，具有承前启后的作用，在中药方剂中有着重要的历史地位。该书言辞精炼，文风朴实，所载方剂，有许多用至今而仍有卓效，是一部具有较高实用价值的医方著作。

【作者简介】张锐，字子刚，生卒年月不详。蜀（今四川成都一带）人，家居郑州(今河南省郑州市)。宋代医家,曾任太医局教授、成州团练使。

参考文献

[1]张锐.鸡峰普济方[M].上海:上海科学技术出版社,1987.

[2]杜勇.《鸡峰普济方》作者考[J].中华医史杂志,2003,33(3):170-172.

[3]毛德西,朱光.河南医史撮要[J].河南中医,2001,21(1):25-27.

[4]黄新生.郑州名医的传世佳作——《鸡峰普济方》[N].医药卫生报,2019-04-09(8).

[5]田文敬.宋代医家张锐学术思想探析[J].江苏中医药,2006,27(8):11-13.

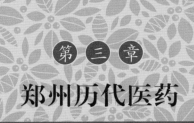

第三章
郑州历代医药

中药在我国古代称为"本草"。西方医学传入中国后,为区别于"西药",出现了"中药"一词,一直使用至今。

我国古代文献中有许多关于中医药的相关记载。《诗经》是我国现存文献中最早涉及药物的书籍。《诗经·郑风》中不仅记录了郑州地区人民的生活风貌,也部分地记录了当时郑州地域内的药用植物资源,如"山有扶苏,隰有荷华"的新郑荷花,"东有圃草"的中牟麻黄草等。历代本草著作中对郑州地区的中药材也有诸多记载,如《神农本草经》载"黄芝生嵩山";《开宝本草》称"何首乌以西洛嵩山者为胜";《本草衍义》谓"麻黄出郑州者佳";《本草纲目》言"金银花出密县五指山","中牟有麻黄之地,冬不积雪,为泄内阳也,故过用则泄真气";等等。

除记录于历代本草著作之外,中医药也广泛融入于郑州各地的民俗民风中,与民众生活息息相关。据《登封民俗志》记载,清末至民国时期,仅登封地区就有药店48家,其中有单卖药者,亦有诊病兼卖药的。多数药店门面对联写有"但愿世间人无病,何愁架上药生尘""但愿人康健,何妨我独贫",横批"济世活人""杏林春暖"之类。可以说,当时郑州各地的医生和药店,担负着当地百姓的医疗保健。在多年的行医用药过程中,他们积累了诸多验方、土方;也有很多传统自制药物,如"新生堂"膏药、双楼膏药、米河紫金锭眼药、小訾殿李家治乳膏药、郑氏膏药、袁氏肚脐贴、王氏带药等,皆远近闻名;还有依据百年历史秘方创制的传统名药,如卢医庙肥儿丸、金家烧伤药、黄家眼药、十八里河的猪肝散等,均流传至今,为医疗卫生事业的发展做出了时代贡献。在深入民间的庙会上,行医卖药者也是一道亮丽的风景。在京汉、陇海铁路通车前,郑州老城最大的庙会有塔湾庙会、城隍庙会、东关和南关的骡马药材大会;密县较大的庙会是药王庙药材大会。药材交易是这些庙会上的主要活动。例如,许多省内外各地的药材商都会参加东关和南关的骡马药材大会,每年的交易额也都很大。因为上半年的骡马大会与城隍庙会在同一会期,两个会后来也就渐渐不分了。

郑州地处中原腹地,位于河南中部偏北、黄河中下游分界处,西依中岳嵩山,东南连黄淮平原,域内有"五世同堂"的地质构造,被地质学界誉为"天然地质博物馆";地跨黄河、淮河两大流域,母亲河黄河横穿市境,域内还有大小河流百余条。多样的地貌形态、暖温带大陆性季风气候,为丰富的植被资源提供了适宜的生长土壤;丰富多样的地理地貌,为中药材提供了适宜的生长环境。基于郑州及所辖各市、县、区地方志资料,域内有明确记载的中药资源达 4 000 余种。2015 年《登封民俗志》记载,登封有中草药品种 578 种,其中道地药材 14 种;《荥阳中草药汇编》记载药材 263 中,包括植物类 203 种(含家种 44 种)、动物类 51 种、菌类 3 种、矿物类 6 种,其中荥阳野生药材 9 种;新密境内野生药材有 1 296 种;巩义 1987 年中药资源普查显示,当地共有中药 2 000 种;1986 年《郑州市郊区志》记载野生药材 149 种;新郑、中牟地方志和本草著作中也有对当地产药材的记录。为便于查阅,对郑州市域内有记载的相关中药材列表附后(见附录 3)。

本章内容分为"道地药材"和"名药名方"两部分。"道地药材"部分重点介绍金银花(密银花)、菊花(小相菊花)、麻黄(郑州麻黄)、大枣(新郑大枣)、大葱(广武大葱)、甜石榴(河阴石榴)、大蒜(中牟大蒜)等 15 种地方特色浓郁的郑州地产药材和药食两用食材。"名药名方"介绍源于郑州、享誉海内外的中成药"健儿药丸(肥儿丸)""婴儿健脾散(婴儿素)"和"妇康丸(回生丹)",以及临床应用效果卓著的郑州医家所拟中药方剂"消毒化毒汤""五珠散"和"白喉散"等。

在本章节编纂过程中,主要参考了《诗经》《神农本草经》《本草纲目》《药性切用》《本草备要》《圣济总录》《农政全书》《中国药典》《中药大辞典》《中华本草》《全国中草药汇编》《中华药海》(精华版)等专业书籍,也借助全国农产品地理标志查询系统、中医宝典、哲学电子书库等专业网站查阅了大量文献资料。

第一节 道地药材

金银花

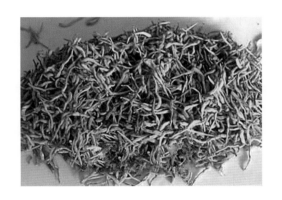

【本地药材名】密银花、密二花、五指银花。

【别名】忍冬花(《唐本草》),银花(《温病条辨》),鹭鸶花(《植物名实图考》),苏花(《药材资料汇编》),金花(《江苏植药志》),金藤花(《河北药材》),双花(《中药材手册》),双苞花(《浙江民间草药》),二花(《陕西中药志》),二宝花(《江苏验方草药选编》)。

【产地】我国大部地区均产,以山东产量最大,河南产者质量较佳。产于河南新密者称"密银花",为国家地理标志保护产品,分布在新密市尖山、牛店、岳村、袁庄等 13 个乡镇,其中以尖山乡五指岭山区所产最为纯正。

【药物来源】本品为忍冬科植物忍冬 *Lonicera japonica Thunb.*、红腺忍冬 *Lonicera hypoglauca Miq.*、山银花(毛萼忍冬)*Lonicera confusa DC.* 或毛花柱忍冬 *Lonicera dasystyla Rehd.* 的干燥花蕾或带初开的花。夏初花开放前采收,干燥。

【炮制】筛去泥沙,拣净杂质。取拣净的金银花,置锅内用武火炒至焦褐色,喷淋清水,取出,晒干,为银花炭。

【性味归经】甘,寒;入肺、心、胃经。

【功能主治】清热解毒，凉散风热。用于痈肿疔疮，喉痹，丹毒，热毒血痢，风热感冒，温病发热。

【用法用量】内服：6～15克，煎汤；或入丸、散。外用：研末调敷。

【方药摘录】

1. 银翘散（《温病条辨》）：金银花、连翘、荆芥、薄荷、豆豉、牛蒡子、竹叶、桔梗、甘草、芦根。治风温初起。

2. 金银花膏（《陈素庵妇科补解》）：金银花一两，甘草六两，益母草一斤。水、酒各半煎，膏成，加入阿胶二两烊化，收好。治妊娠生痈。每日三服。

3. 忍冬散（《惠直堂经验方》）：金银花（入铜锅内，焙枯存性）五钱。红痢以白蜜水调服，白痢以砂糖水调服。治痢疾。

4. 忍冬汤（《医学心悟》）：金银花四两，甘草三两。水煎顿服，能饮者用酒煎服。治一切内外痈肿。

5. 归花汤（《洞天奥旨》）：金银花半斤，水十碗煎至二碗，入当归二两，同煎至一碗，一气服之。治痈疽发背初起。

【注意事项】脾胃虚寒及气虚疮疡脓清者忌服。

【药理作用】本品有抗病原微生物、抗炎解热、降血脂、降血糖、抗衰老、抗氧化、抗血小板聚集、保肝、保肺、保护神经、增强机体免疫功能等多种药理作用。

【文献选辑】

《本草纲目》：金银花出密县五指山。

《密县志》（嘉庆二十二年）：金银花香味俱佳，山中种植者，颇多受利。

《辞海》：密县产金银花。

【特色优势】密银花是郑州著名特产，其栽培历史悠久，具有质量纯正、色泽佳、骨茬硬、花蕾泡茶多呈直立状，含苞待放，清香味浓，以及泡茶不污染茶具等优点，故有"全国银花看河南，河南银花看密县""密县二花甲天下，特级银花第一家"之说。

【源起与传承】"金银花"一名始载于北宋《苏沈内翰良方》，指的是忍冬嫩苗。明代李时珍《本草纲目》载："忍冬，茎叶同花，功用皆同。"由于忍冬花初开为白色，后转为黄色，因此得名"金银花"，并且花有甜美的香草香味。

金银花适应性强，我国大部分地区多有分布，不少地区已栽培生产，其中以河南、山东所产最为闻名，"密银花"又是其中之最。密银花是指产于密县(今新密市)的金银花,栽培历史悠久,以其乡土的气候、地质、环境等自然条件,形成药材的秉性。《本草纲目》中提到"金银花出密县五指山",即现在新密市尖山一带。嘉庆二十二年《密县志》载:"金银花品香味俱佳,山中种植者,颇多受利。"

历史上密银花多处于野生状态,栽培仅限于田头、堰边、荒山坡,放任生长,采摘不便、自然晒干、产量较低。20世纪80年代开始,新密市开始小面积大田栽培,并逐步摸索出一整套栽培、烘干经验,产量大幅提高。1980年,在全国医药总局召开的金银花评比会上,专家评价密县金银花"花条长、骨茬硬、色泽佳、质纯净、味浓清香,为全国同类之冠",密县金银花被定为特级金银花。目前,新密市专门将尖山风景区、米村、牛店3个乡镇设定为金银花地域保护范围,涉及巩密关、国公岭、钟沟、田种湾、尖山、丁沟、下寺沟、牛心石、沙古堆、楼院、五虎沟、神仙洞、米村、贾寨、朱家庵、马寨、范村、杨岗、柿树湾、牛店、助泉寺、花家店、北召、南龙、小寨、陈庄、李湾、王庄28个行政村。区域总面积257平方千米,适宜金银花种植面积670公顷,年总产量约300吨。

1914年的巴拿马万国博览会上,密县金银花首次展出就受到世界医药界的欢迎,从此走向国际市场。2012年,农业部认定"尖山金银花"为"国家农产品地理标志保护产品"。

【历史传说】金银花有180多个种类,既有落叶类,又有长青类,但所有种类都有清香的花朵,花朵颜色红、黄、白各异,再加上清热解毒等药用功效,民间有很多关于金银花的历史传说。

希腊神话中,达弗尼斯和克洛伊(Daphnis and Chloe)是一对爱人,但他们彼此远隔天涯,仅在金银花盛开的时候能够相逢。达弗尼斯请求爱神让花期长久一些,超过一个季节,这样他和克洛伊就可以在一起待得更久。爱神答应了他的请求,所以现在我们看到金银花会在温暖的气候下持续盛开。在有些国家,采摘盛开的金银花拿到屋子里,意味着年内会有一场桃花运,甚至婚姻之喜。在苏格兰,人们常将金银花酒悬挂在牛栏或畜棚上,预防牛和其他牲畜着魔。

关于密银花的神奇功效,新密坊间也流传一个感人的民间故事。有一年,民间瘟疫流行,尸体遍野。好心的老中医金老汉带着女儿银花,为民采药解邪热、除瘟病。行至山涧时,银花被瘟神抢去。一位叫忍冬的小伙子将其救出后,他们一起到蓬莱请药王。瘟神紧追不舍,忍冬为了掩护银花被瘟神抓住,并被投进深潭溺水而死,但他的尸体直立而不下沉。银花请来药王,降伏了瘟神。可是忍冬已死,银花禁不住悲痛万分,就一头碰死在忍冬坟前。

人们把银花和忍冬合葬在一起。从此,五指岭上满山遍野都开满了金灿灿、银闪闪的金藤花。凡是患病之人,喝了金藤花茶立刻痊愈。药王说,金藤花是忍冬和银花的化身,并说道:"为百姓捐躯,高风亮节,溺水而不沉,应为汝花之气节。"从此,五指岭一带所产金银花多立于水中。后人颂之曰:"忍冬系开金银花,解热除瘟有神法。"

参考文献

[1]吴娇,王聪,于海川.金银花中的化学成分及其药理作用研究进展[J].中国实验方剂学杂志,2019,25(4):225-234.

[2]密县地方史志编纂委员会.密县志[M].郑州:中州古籍出版社,1992.

菊 花

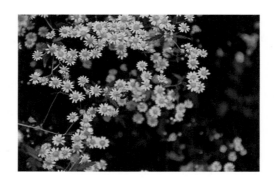

【**本地药材名**】小相菊花,小相野菊花。

【**别名**】节华(《神农本草经》),女节、女华、傅延年(《名医别录》),金精(《金匮玉函方》),金蕊(《本草纲目》)。

【**产地**】我国大部分地区均有栽培。小相菊花主要产于巩义市鲁庄镇小相村及其周边南村寨、四合、东庄、赵城村等区域,为国家农产品地理标志保护产品。

【药物来源】本品为菊科植物菊 *Chrysanthemum morifolium Ramat.* 的干燥头状花序。9～11月花盛开时分批采收,阴干或焙干,或熏、蒸后晒干。药材按产地和加工方法不同,有多种品种和名称,如怀菊花、滁菊、亳菊、杭菊、贡菊、甘菊花、白菊花、黄甘菊、药菊、白茶菊、茶菊等。

【炮制】

1.净制:拣去叶梗、花柄及泥屑等杂质。

2.炒制:选择净制完整的菊花,文火炒至花瓣边缘微黑色。

3.炮炙:将净制菊花置锅内炒至焦褐色,但须存性,喷淋清水,取出晒干。

【性味归经】甘、苦,微寒;入肺、脾、肝、肾经。

【功能主治】散风清热,平肝明目,退翳等。用于风热感冒,头痛眩晕,目赤肿痛,眼目昏花等。

【用法用量】内服:9～15克,煎汤、泡茶,或入丸、散;外用:适量,煎水洗,或捣敷。

【方药摘录】

1.菊花散(《圣济总录》):菊花(焙)、排风子(焙)、甘草(炮)各一两。上三味,捣罗为散。夜卧时温水调下三钱匕。治热毒风上攻,目赤头旋,眼花面肿。

2.菊睛丸(《太平惠民和剂局方》):甘菊花四两,巴戟(去心)一两,苁蓉(酒浸,去皮,炒,切,焙)二两,枸杞子三两。上为细末,炼蜜丸,如梧桐子大。每服三十丸至五十丸,温酒或盐汤下,空心食前服。治肝肾不足,眼目昏暗。

3.菊花酒(南北朝时南齐医家徐嗣伯):甘菊花暴干。作末,以米馈中,蒸作酒服。治风眩。

4.桑菊饮(《温病条辨》):杏仁二钱,连翘一钱五分,薄荷八分,桑叶二钱五分,菊花一钱,苦桔梗二钱,甘草八分,苇根二钱。水二杯,煮取一杯,日三服。治太阴风温,但咳,身不甚热,微渴者。

5.杞菊地黄丸(《医级》):枸杞子、甘菊花、熟地黄、山萸肉、怀山药、白茯苓、牡丹皮、泽泻。炼蜜为丸。治肝肾不足,虚火上炎,目赤肿痛,久视昏暗,迎风流泪,怕日畏光,头晕盗汗,潮热足软。

【注意事项】阳虚或头痛而恶寒者忌用;气虚胃寒,食少泄泻之病,宜少用。

【药理作用】菊花煎剂及其多种提取物有扩张冠状动脉、抗病原体和增强毛细血管抵抗力等药理作用。

【文献选辑】

《咏菊》：一夜新霜著瓦轻，芭蕉新折败荷倾。耐寒唯有东篱菊，金粟初开晓更清。（唐代白居易诗，作者出生于郑州市新郑市）

《野菊》：苦竹园南椒坞边，微香冉冉泪涓涓。已悲节物同寒雁，忍委芳心与暮蝉。细路独来当此夕，清尊相伴省他年。紫云新苑移花处，不取霜栽近御筵（唐代李商隐诗，作者出生于郑州市荥阳市）。

【特色优势】小相菊花性味甘甜，着黄色、圆形分瓣、粒小味清香、带甘苦，富含氨基酸、黄酮类、维生素、钙、镁等微量元素。农业部农产品质量监督检验测试中心（郑州）检测结果显示：含维生素 A 123～135 IU/100 g，镁1 370～1 400 mg/kg，钙7 320～7 380 mg/kg。国家《农产品地理标志产品品质检测报告》显示：其蒙花苷含量达 1.24%，高于一般菊花。

【源起与传承】"小相菊花"之名源于其产地核心区域的地名——巩义市鲁庄镇小相村。溯及"小相"这一名称的来源，还具有浓厚的人文历史色彩。小相村位于巩义、偃师、登封交界处，东临嵩岳凤凰山，西瞻古都洛阳城，南依轩辕少林，北濒伊洛与黄河，地处中华文化发源地核心地带。

据说，"小相"最初的名称为"胥靡邑"。西汉初，丞相萧何曾路经此地歇马住宿，于是村名就改为了萧相庄。明朝时按方言谐音一度唤作"小斜庄"，清朝又按萧何留宿此地的传说改为萧宿庄，到民国又称回萧相，之后演变为小相。按历史考据，"小相"名称的由来仅是"胥靡"转音而已。清代《巩县志》中记载："胥靡邑近滑城……今巩地近滑者有曰萧相者，胥靡转音也。"清乾隆《偃师县志》中也曾记载："顾祖禹在《方舆纪要》中注，胥靡在县（偃师）南三十里。"史学家童珏注："胥靡近滑城，今滑城在巩偃界上。滑城东地尽入巩，则胥靡当在巩。今巩地近滑城有曰萧相者，胥靡转音也。"

历史上巩县鲁庄镇还出过一个鼎鼎有名的人物，即世界上第一位植物学家嵇含。他是魏晋时期文学家嵇康的侄孙，有记述岭南草木植物性状的《南方草木状》一书传世，被后人称道为"一束《草木》，孤篇横绝"。

小相菊花就生长在这样一个极具人文底蕴的地方。2012 年，原农业部认定小相菊花为"国家农产品地理标志保护产品"。同年，小相菊花制茶工艺被列为"河南省非物质文化遗产"。2015 年，小相野菊花在第22届上海国际茶文化旅游节上荣获"中国名优茶"特优金奖。2019 年,小相菊花入选第一批全国名特优新农产品名录。

【历史传说】很早以前,玉皇大帝玉玺上的小狮子修炼成仙,下凡人间降落在嵩岳北麓凤凰山下一个古老而神秘的村庄。这里山清水秀,风景美丽。狮仙赶走了危害人类的狼虫虎豹和妖魔鬼怪,为大家办了很多好事,百姓生活过得非常安详,因此都很敬重狮仙。

有一年,天气大旱,禾苗枯干,瘟疫四起。老百姓纷纷祈求狮仙上天起雨,以救苍生。狮仙于是冒着生命危险重返天宫,到龙王殿说明人间此情,龙王就派二龙王与狮仙同行。

出宫后,狮仙对二龙王说:"我到药王爷那里求些仙丹,解救百姓疫情,你在此等候。"药王爷听狮仙说明来意后,很受感动,就把久炼的仙丹"百病一扫清"送给狮仙。

到了凤凰山一带后,狮仙对二龙王说:"你站在猴山上空,面向东北。我划界你行雨,并把仙丹含在口中,喷洒大地。"旱情很快解除,狮仙划界的区域内一夜间也长出了绿油油的野草。

众生问狮仙:"此草何名? 能否食用?"狮仙说:"这是野菊花,既能食用,又可药用。"大家食用后,瘟疫很快消除。

之后,老百姓每年春季食其嫩芽,秋季采花泡茶饮用。从此,这里的人们不再生病,野菊花的功效也由此流传至今。再后来,神医李时珍路经此地,听此传闻,进一步研究后将其收录至《本草纲目》一书中。

这个位于嵩岳北麓凤凰山下的村庄,就是现在的小相村。这里至今还有狮仙台、狮仙庙等遗址,仿佛在向我们讲述着小相菊花的传奇故事。

参考文献

[1]邹守华.小相菊花中 8 种元素含量的测定和分析[J].微量元素与健康研究,2013,30(3):40-41.

[2]周衡朴,任敏霞,管家齐,等.菊花化学成分、药理作用的研究进展及质量标志物预测分析[J].中草药,2019,50(19):4785-4795.

[3]刘引.不同菊花种质资源农艺性状、化学成分和药理作用比较研究[D].武汉:湖北中医药大学硕士学位论文,2020.

麻 黄

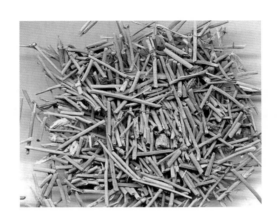

【本地药材名】麻黄。

【别名】龙沙(《神农本草经》),卑相、卑盐(《名医别录》)。

【产地】主要分布于山西、河南、河北、甘肃、辽宁、内蒙古等地。郑州荥阳、中牟所产麻黄质量佳,历史悠久。

【药物来源】本品为麻黄科植物草麻黄 *Ephedra sinica Stapf*、木贼麻黄 *Ephedra equisetina Bge.* 或中麻黄 *Ephedra intermedia Schrenk et C. A. Mey.* 的干燥草质茎。

【炮制】除去木质茎、残根及杂质,切段。取麻黄段,照蜜炙法炒至不粘手,为蜜麻黄。取已加工切碎的净麻黄放在碾槽里,研至纤维疏松呈绒状,为麻黄绒。

【性味归经】辛、微苦,温;入肺、膀胱经。

【功能主治】发汗散寒,宣肺平喘,利水消肿。用于风寒感冒,胸闷喘咳,风水浮肿。蜜麻黄润肺止咳,多用于表证已解,气喘咳嗽。

【用法用量】内服:煎汤(宜先煎,去水面浮沫),0.5～2.0 钱;或入丸、散。

【方药摘录】

1. 麻黄汤(《伤寒论》):麻黄三两(去节),桂枝二两(去皮),甘草一两(炙),杏仁七十个(去皮、尖)。上四味,以水九升,先煮麻黄,减二升,去上沫,纳诸药,煮取二升半,去滓,温服八合,覆取微似汗,不须啜粥。治太阳病头痛发热,身疼腰痛,骨节疼痛,恶风无汗而喘者。

2.麻黄杏仁甘草石膏汤(《伤寒论》):麻黄四两(去节),杏仁五十个(去皮、尖),甘草二两(炙),石膏半斤(碎,绵裹)。上四味,以水七升,煮麻黄,减二升,去上沫,纳诸药,煮取二升,去滓,温服一升。治太阳病发汗后,不可更行桂枝汤,汗出而喘,无大热者。

3.麻黄杏仁薏苡甘草汤(《金匮要略》):麻黄半两(去节,汤泡),甘草一两(炙),薏苡仁半两,杏仁十个(去皮、尖,炒)。上锉麻豆大,每服四钱匕,水一盏半,煮八分,去滓,温服,有微汗避风。治病者一身尽疼,发热,日晡所剧者,名风湿,此病伤于汗出当风,或久伤取冷所致。

4.麻黄淳酒汤(《千金方》):麻黄三两,以淳酒五升,煮取一升半,尽服之,温服汗出即愈。冬月寒时用清酒,春月宜用水。治伤寒热出表,发黄疸。

【注意事项】麻黄发汗之力峻猛,素体虚弱而自汗、盗汗、气喘者忌服。

【药理作用】有解热发汗、平喘、镇咳、正性肌力及调控血压、抗炎、抗过敏、抗菌、抗病毒、中枢兴奋、利尿、抗肿瘤等药理作用。

【文献选辑】

《本草经集注》:今出青州、彭城、荥阳、中牟者为胜。

《新修本草》:郑州鹿台及关中沙苑河旁沙洲上最多。

《开宝本草》:今用中牟者为胜,开封府岁贡焉。

《本草图经》:今近京多有之,以荥阳、中牟者为胜。

《本草衍义》:麻黄出郑州者佳。

《本草纲目》:僧继洪云,中牟有麻黄之地,冬不积雪,为泄内阳也,故过用则泄真气。

《本草害利》:中牟产麻黄,地冬不积雪,其性热可知。

【特色优势】南北朝至明代,多种著名医籍中对郑州产麻黄均有较高评价。文献记载其"色青而多沫"。

【源起与传承】麻黄在中药分类中归属于"发散风寒药",古时又别称为龙沙、卑相等。主要有3个品种,即草麻黄、木贼麻黄与中麻黄,采用部位为草质茎。麻黄草具有镇咳、平喘、祛痰、发汗等作用,可供药用,是工业上提取麻黄素的主要原料。同时具有饲用价值、生态价值、经济价值和社会价值,因此,被人们称为"大漠之宝""黄金植物"。

郑州荥阳和中牟自古就盛产野生麻黄。《水经注》卷二十二《渠》中引《风俗通》载："渠者,水所居也。渠水自河与济乱流,东迳荥泽北,东南分济,历中牟县之圃田泽,北与阳武分水。泽多麻黄草,故《述征记》曰,践县境便觌斯卉,穷则知逾界……《诗》所谓东有圃草也。"泽是水陆并存的洼地,由河水及自然降水长期汇集而成,有点儿像今天有些地方还存在的"湿地"。据考证,《水经注》所说的渠水,是指战国时期魏国开凿的一条人工运河,运河流自荥阳,北引黄河水东流,至大梁(今开封)后转为南流,是中国历史上最重要的运河之一。运河连接了当时中原地区著名的两大水泽地,上游是荥泽,下游是圃田泽(见下图)。

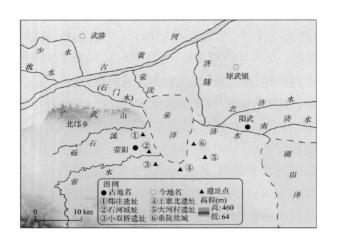

在这两大水泽区域内,生长着大量麻黄草。进入中牟县境内后,凭着地上是否还有麻黄草,就可以判断是否已走出县境。有麻黄草的地方说明还在县域内;如果没有麻黄了,就说明已经出界。麻黄草是这片湿地区域的显著地理标志,两大水泽在漫长的地理气候变迁下,屡遭黄河侵淤,直至元明渐为平陆,但是麻黄草却一直流传,成为这一带的特产之一。唐代杜佑《通典》卷六"食货六·赋税下"记载:"天下诸郡每年常贡……荥阳郡,贡绢二十疋,麻黄二十斤,今郑州。"《宋史·志》卷三十八也记载:"郑州,辅,荥阳郡……贡绢、麻黄。"说明在当时,麻黄是荥阳的主要赋税纳贡品之一。

麻黄草是药材,也是制造冰毒的原料,中国对麻黄草实行严格控制,禁止自由买卖。2018 年 9 月,商务部等 5 个部门发布《关于调整麻黄草出口管理政策的公告(2018 年第 83 号)》后,对麻黄草的出口管理才逐步放开,不再实行禁止出口管理,而是采取出口配额管理。受地理环境变化和政策管制等因素影响,荥阳和中牟地区的麻黄草种植没有形成规模。

【历史传说】古时有个挖药老人,无儿无女,就收了一个徒弟。谁想,这个徒弟甚是狂妄,才学会一点皮毛,就看不起师傅了。

师傅伤透了心,就对徒弟说:"你翅膀硬了,另立门户吧。"徒弟满口答应,师傅却不放心地说:"有一种药,你可不能随便卖给人吃。""什么药?""无叶草。""怎么啦?""这种草的根和茎用处不同,发汗用茎,止汗用根,一朝弄错,就会死人!记住了吗?""记住了。"

从此,师徒分手,各自卖药。师傅不在眼前,徒弟胆子更大了,虽然识药不多,却什么病都敢治。没过几天,就用无叶草治死了人。

死者家属当时就抓住他去见县官。县官问道:"你是跟谁学的?"徒弟只好说出师傅名字。县官命人将师傅找来,问道:"你是怎么教的?"师傅说:"我清清楚楚地教过他关于无叶草的几句口诀。"县官问徒弟:"你还记得吗?"徒弟背到:"发汗用茎,止汗用根,一朝弄错,就会死人。"县官又问:"患者有汗无汗?"徒弟答:"浑身出虚汗。""你用的什么药?""无叶草的茎。"县官大怒:"患者出虚汗还用发汗药,能不死人吗?"说罢,命人打了徒弟40大板,并判坐3年大狱。

3年后,徒弟找到师傅认了错,表示痛改前非。师傅这才把他留下,并向他传授医道。从此,徒弟再用"无叶草"时就十分小心了。因为这种草给他惹过麻烦,就起名叫"麻烦草",因草根是黄色的,后又改叫"麻黄"。

参考文献

[1]杨昕宇,肖长芳,张凯熠,等.麻黄临床应用与药理作用研究进展[J].中华中医药学刊,2015,33(12):2874-2877.

[2]肖冉,何凡能,刘浩龙.鸿沟引水口与渠首段经流考辩[J].地理学报,2017,72(4):711-722.

大 枣

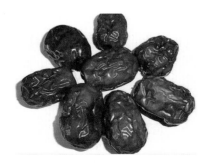

【本地药材名】新郑大枣,新郑鸡心枣。

【别名】干枣、美枣、良枣(《名医别录》),红枣(《医学入门》)。

【产地】全国各地多有栽培,主要分布于河北、河南、山东、四川、贵州等地。新郑红枣主要分布在新郑市孟庄、薛店、郭店、八千、龙湖、新村、龙王等乡镇。

【药物来源】本品为鼠李科枣属植物枣 *Ziziphus jujuba Mill. var. inermis* (*Bunge*) *Rehd.* 的干燥成熟果实。秋季果实成熟时采收,晒干。其根、树皮亦入药,随时可采。

【炮制】拣净杂质,晒干。或烘至皮软,再行晒干。或先用水煮一滚,使果肉柔软而皮未皱缩时即捞起,晒干。

【性味归经】甘,温;入脾、胃经。

【功能主治】补脾胃,益气血,安心神,调营卫,和药性。治疗脾胃虚弱,气血不足,食少便溏,倦怠乏力,心悸失眠,妇人脏躁,营卫不和等。

【用法用量】内服:煎汤,6～15克,或捣烂作丸。外用:煎水洗,或烧存性研末调敷。

【方药摘录】

1. 甘麦大枣汤(《金匮要略》):大枣十枚,甘草三两,小麦一升。上三味,以水六升,煮取三升,温分三服。治妇人脏躁,喜悲伤,欲哭,数欠伸。

2. 补益大枣粥(《圣济总录》):大枣七枚(去核),青粱粟米二合。上二味以水三升半,先煮枣取一升半,去滓,投米煮粥食之。治中风惊恐虚悸,四肢沉重。

3.二灰散(《三因极一病证方论》):红枣(和核烧存性)、百药煎(煅)各等分。为细末,每服二钱,米汤调下。治肺疽吐血并妄行。

4.益脾饼(《医学衷中参西录》):白术四两,干姜二两,鸡内金二两,熟枣肉半斤。上药四味,白术、鸡内金皆用生者,每味各自轧细、焙熟,再将干姜轧细,共和枣肉,同捣如泥,作小饼,木炭火上炙干,空心时,当点心,细嚼咽之。治脾胃湿寒,饮食减少,长作泄泻,完谷不化。

【注意事项】凡有湿痰、积滞、齿病、虫病者均不相宜。生枣多食,令人热渴气胀。寒热羸瘦者,弥不可食,伤人。枣合生葱食之,令人病。

【药理作用】大枣含皂苷类、黄酮类、生物碱、多糖、蛋白质、多种微量元素等成分,具有保护肝脏、增强免疫力、增加体重、增强肌力的功效,有抗肿瘤、抗Ⅰ型变态反应、特异性抑制 IgE 抗体的产生、抑制中枢神经等药理作用。

【文献选辑】

《韩非子》:子产相郑……桃枣荫于街者莫有援也。

《诗经》:八月拨枣,十月获稻。

《齐民要术》:旱涝之地,不忍耕稼者,种枣则任矣。

《新郑县志》(乾隆四十一年):霜天有枣收几斛,剥食可当江南粳(明代高启诗句)。

【特色优势】新郑大枣历史悠久,品质优良,驰名中外。裴李岗文化遗址出土的枣核化石证明,新郑已有 8 000 多年的大枣栽培史;春秋时曾有"桃枣荫于街"之说。新郑大枣皮薄、肉厚、核小、味甜,含有人体必需的 18 种氨基酸,富含蛋白质、脂肪、糖类、有机酸和磷、钙、铁及 B 族维生素、维生素 C、维生素 P 等物质,是天然的维生素果实,营养价值极高。民间素有"灵宝苹果潼关梨,新郑大枣甜似蜜"之誉。

【源起与传承】1978 年,新郑县新村乡(今新郑市新村镇)裴李岗文化遗址出土了碳化枣核,经鉴定距今有 8 000 年,可以推断新郑种植大枣已有 8 000 多年的历史,现今新郑大枣已成为新郑的名片。新郑大枣最早的记载出自于《韩非子》:"子产相郑……桃枣荫于街者莫有援也,锥刀遗道三日可反,三年不变,民无饥也。"子产是郑国名相,在子产治理郑国的时候,大枣的种植已很普遍。

《诗经》中有"八月剥枣,十月获稻"之语,说明当时人们将大枣与稻谷并列看待,枣已经成为定期采收的栽培作物。中国自古就将枣列为"木本粮食",是米、面等粮食的重要补充,种植枣树是政府发展地方经济、预防灾年的手段之一,如《韩非子·外储说右下》中说:"五苑之草著、蔬菜、橡果、枣栗,足以活民。"《史记·货殖列传》中记载:"安邑千树枣……此其人皆与千户侯等。"明代开国皇帝朱元璋亦曾要求每家农户必须栽种枣树,违令者充军。据说后来有一年旱涝灾害,庄稼歉收,但大枣却大丰收,稍能缓解灾年饥荒。"庭前八月梨枣熟,一日上树能千回"(唐代杜甫《百忧集行》诗句),至今,在全国多地的老村落里,还会看到家家门前有枣树的景象,也许是自古以来储备粮食的一种体现吧。

"霜天有枣收几斛,剥食可当江南粳",大枣不仅是重要的食材,也是重要的待人之物。《礼记·内则》中记载:"枣、栗、饴、蜜以甘之"。汉代铜镜铭文中也有"此有佳境成独好,上有仙人不知老,渴饮礼泉饥食枣,浮游天下熬四海,寿如金石为国葆"的诗句。时至今日,坊间仍流传着"日食三枣,长生不老"的谚语。新郑大枣皮薄核小、肉厚细腻、味甜,有灰枣、鸡心枣、麦核枣、木枣、铃枣等多种品种,有枣片、枣干、枣酒、枣醋等多系列枣产品,更是馈赠亲朋的健康食品。

1994年,新郑被原国家林业部、财政部命名为"全国大枣基地县(市)"。2019年9月1日,位于"中国红枣之乡"河南新郑的中华红枣博物馆正式开馆,游客可以在这里领略8 000年红枣文化,品味5 000年黄帝文化,游览世界最大的枣木雕艺术馆,身临新郑大枣的文化长廊,更觉大枣的甜美。

【历史传说】从前,郑韩大地有一对中年夫妇,他们男耕女织,过着幸福美满的生活。

两人在院子里种了一棵枣树,日复一日,年复一年,小枣树一天天长大。妻子每天食用一棵枣,也一天比一天年轻漂亮。大枣树看在眼里,喜在心里,结的大枣一年比一年甜脆。

可是有一段时间,大枣树看见这对夫妻有点儿愁眉不展,妻子头上也有了几丝银发。原来是夫妇二人眼看自己年龄越来越大,却还没有孩子,于是整天唉声叹气。大枣树决定帮帮他们。

这天晚上,二人早早吃过晚饭,上床入睡,进入了梦乡。妻子梦见大枣树说:"我身上有一棵又大又红的枣儿,他就是你们的儿子。"当晚梦中醒来,二人按照大枣树的吩咐,小心翼翼地把那棵又大又红的枣儿摘了下来。掰开一看,里面坐着一个面色红润,又白又胖的小男孩。

这个消息很快传遍了郑韩大地,那些没有孩子的人们都希望得到大枣树的恩赐,于是纷纷来这里定居。大家开辟荒地,种下了许多枣树,最后都如愿以偿,过上了幸福的生活。

后来,这里逐渐成了一个村庄。因为是梦中得子,人们就给村庄起名为梦庄,也就是现在的"大枣之乡"孟庄。

参考文献

[1]新郑市地方史志编纂委员会.新郑市志(1986—2005)[M].郑州:中州古籍出版社,2013.

[2]牛继伟.大枣化学成分研究[D].西安:西北农林科技大学硕士学位论文,2008.

[3]吴国泰,何小飞,牛亭惠,等.大枣的化学成分、药理及应用[J].中国果菜,2016,36(10):25-28.

葱 白

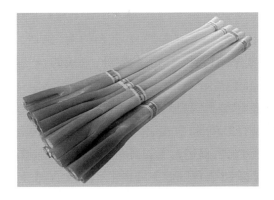

【本地药材名】广武大葱。

【别名】葱茎白(《本草纲目》),葱白头(《药品化义》)。其原形态称为葱或大葱,又名和事草、芤、菜伯、鹿胎、火葱、四季葱。

【产地】全国各地均有栽植。广武大葱产于荥阳广武镇、高村乡、王村镇、城关乡等 4 个乡镇,为国家地理标志保护产品。

【药物来源】为百合科葱属植物葱 *Allium fistulosum L.* 的鳞茎。四季可采,洗净鲜用。

【炮制】用时需剥去外膜,去须根及叶。

【性味归经】辛,温;入肺、胃经。

【功能主治】发表,通阳,解毒,杀虫。主治感冒风寒,阴寒腹痛,二便不通,痢疾,疮痈肿痛,虫积腹痛等。

【用法用量】内服:煎汤,9~15 克,或煮酒。煮粥食,每次可用鲜品 15~30 克。外用:捣敷、炒熨、煎水洗或塞耳、鼻窍中。

【方药摘录】

1. 白通汤(《伤寒论》):葱白四茎,干姜一两,附子一枚(生,去皮,破八片)。上三味,以水三升,煮取一升,夫滓分温再服。治少阴病下利。

2. 葱油(《圣济总录》):葱白三茎,麻油半合。先研葱白汁少许,入油相和服之;未下再一服。治胞衣不出。

3. 葱豉汤(《补缺肘后方》):葱白一虎口,豉一升。以水三升,煮取一升,顿服取汗。治伤寒初觉头痛,肉热,脉洪起一二日。

4. 莲葱饮(《济众新编》):大葱白(连根)三茎,莲根五钱。新水一盏煎之,葱烂熟,去葱、莲,入阿胶珠二钱,搅令溶化,空心服。治老人、虚人大便秘结。

5. 乌金散(《外科精义》):米粉四两,葱白一两(细切)。上同炒黑色,杵为细末。每用,看多少,醋调摊纸上,贴病处,一伏时换一次,以消为度。治痈疖肿硬、无头、不变色者。

【注意事项】表虚多汗者忌服。

【药理作用】具有抑菌、抗真菌、杀灭阴道滴虫等作用;有刺激身体汗腺的作用;能够舒张小血管,促进血液循环;可预防胆固醇增高;可改善非酒精性脂肪肝肝细胞脂肪变性;可降低胃液内亚硝酸盐含量,对预防胃癌等有一定作用。

【文献选辑】

《荥阳县志》(清乾隆十一年):"地理志"篇所载荥阳"土产"中即包括"葱"。

【特色优势】广武大葱具有葱白长、肉质细腻、清脆无丝、味辣微甜、沁出芳香等特点。经原农业部农产品质量监督检验测试中心(郑州)检测,广武大葱中维生素 C 含量为 29.4 mg/kg,粗脂肪含量为 1.87%,膳食纤维含量为 2.28%,钙含量为 483 mg/kg,铁含量为 8.89 mg/kg,是普通大葱含量的近 2 倍。

【源起与传承】《礼记·内则》中记载:"脍,春用葱,秋用芥。"说的是在春季用葱、秋季用芥来调和细切的鱼肉。葱是蔬菜,是中国菜的重要食材,更是常用的一味调味菜。其在中国菜肴中的地位,就如同甘草在传统中药方剂中的地位,正如《本草纲目》解释葱时所说:"诸物皆宜,故云菜伯、和事。"

广武大葱葱白致密紧实,质地脆嫩,辛辣味淡,广受百姓喜爱。2010 年 7 月,经国家质检总局(现为国家市场监督管理总局)批准,对"广武大葱"实施地理标志产品保护。2012 年,"广武大葱"被评为郑州十大城市品牌。

【历史传说】秦朝末年,楚、汉两军在荥阳广武山上隔鸿沟对峙。刘邦平常无事便在鸿沟西侧的汉王城上种些花草,项羽却命将士在鸿沟东侧的霸王城外种菜。为此,刘邦讥笑项羽是一介武夫,只会打仗务农,不通文墨。

这年腊月,天寒地冻,北风凛冽。双方几次交战中,汉军屡战屡败,士气低落,于是紧闭城门,高挂免战牌。一天,刘邦与众谋士登上城头,看到楚军在城下叫骂,个个生龙活虎,精力旺盛,转头问道:"楚军多为江东子弟,千里跋涉来到中原,现在恰逢隆冬,滴水成冰,我北方将士尚且难耐寒冷,为何楚军不惧?"大家面面相觑,无人应答。这时,陈平说道:"我们何不派人混入楚营之中,探个究竟?"

当晚,汉军奸细潜入楚营,看到楚军除日常军粮外,还有大捆白茎绿叶菜供军士取用,而士兵多以此菜佐饭。汉军不知此为何物,也上前领取,入口咀嚼,辛辣无比,涕泪横流,便小心翼翼地向楚军士兵打听。楚兵卖弄学问,于是告诉他说:据传此物原产于西域,有异域人来拜见时,将其种子赠予霸王,言此物辛辣,可解毒调味,男子食之可强身健体。霸王便将其种于东山之上,当下天寒地冻之时,正好取用,食之开胃祛寒,其效不凡。

汉军士兵回去后,将所见所闻如实禀报。刘邦长叹:"天不助我!"遂紧闭城门,不再出战。至今,广武山上仍有民谣曰:"汉王爱种花,霸王爱种葱。"

参考文献

[1]荥阳市地方史志编纂委员会.荥阳市志(1986—2005)[M].郑州:中州古籍出版社,2017.

[2]郑丁,时昭红,郭洁,等.葱白提取物对非酒精性脂肪肝模型大鼠PGC-1α和PEPCK、G6Pase表达的影响[J].中国实验方剂学杂志,2018,24(24):128-133.

甜石榴

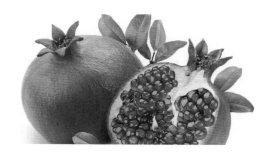

【本地药材名】河阴石榴。

【别名】安石榴(《名医别录》),若榴(《广雅》),楉榴(《广韵》),丹若(《古今注》),金罂(《本草纲目》),天浆(《酉阳杂俎》),甘石榴(《本草纲目》)。

【产地】原产巴尔干半岛至伊朗及其邻近地区。我国大部分地区有分布,主要分布于河南、陕西、山东、安徽、四川、云南、新疆等地。河阴石榴主要分布在荥阳市北邙、高村、广武一带(旧称河阴县),尤以诏峪(今北邙刘沟村小诏峪,即石榴峪)石榴为最,为国家地理标志保护产品。

【药物来源】甜石榴为石榴科多年生落叶灌木或乔木植物 *Punica granatum L.* 石榴的一种味甜的果实。石榴可分为甘石榴、酸石榴和苦石榴3种,酸石榴为石榴科植物石榴味酸的果实。历代医药典籍记载:"甘者可食,酸者入药。"酸石榴的皮、花、籽、叶等皆可入药。石榴皮亦是中国药典收载的传统中药,故在本条后附"石榴皮"。

【炮制】9～10月果实成熟时采收,鲜用。

【性味归经】甜石榴:甘、酸、涩,温,无毒;酸石榴:酸、温、涩,无毒。

【功能主治】甜石榴:生津止渴,杀虫,治咽燥口渴,虫积,久痢。酸石榴:治滑泻,久痢,崩漏,带下。

【用法用量】甜石榴:内服3～9克;或捣汁。酸石榴:内服6～9克;煎服,捣汁或烧存性研末。外用:适量,烧灰存性撒。

【方药摘录】

1. 甜石榴汁(《中药偏方》):甜石榴两枚,剥去外皮,将其肉捣烂,以开水浸泡,过滤取汁饮之。可生津止渴,润燥利咽。

2. 黑神散(《圣济总录》):用醋石榴一个煅烟尽,出火毒一夜,研末,仍以酸榴一块煎汤服,神效无比。治肠滑久痢;亦治久泻不止。

3. 神授散(《普济方》):陈石榴焙干,为细末,米汤调下三四钱。治久痢不瘥。

4. 二花散(《圣济总录》):酸石榴花一分,黄蜀葵花一钱。上二味,捣罗为散,每服一钱匕,水一盏,煎至六分,不拘时候温服。治鼻衄不止。

5. 《海上集验方》:醋石榴根,切,一升。水二升三合,煮取八合,去滓,着少米作稀粥。空腹食之。治寸白虫。

【注意事项】①《名医别录》:损人肺,不可多食。②孟诜:多食损齿令黑。③《日用本草》:其汁恋膈而成痰。损肺气,病人忌食。④《医林纂要》:多食生痰,作热痢。

【药理作用】石榴功效的主要物质基础为鞣质类、黄酮类、生物碱及有机酸类化合物,鞣质类、黄酮类、生物碱、有机酸和特殊结构的多元酚的含量在石榴果皮、果汁、叶、花、树皮中各有偏重;石榴籽多含甾类、脂肪酸、甘油三酯等成分;石榴花、果汁含有大量花色素。石榴及其有效成分有抗菌、抗病毒、抗糖尿病、抗肿瘤、抗氧化、调血脂、降血压、抗动脉粥样硬化、抗消化性溃疡、保肝等药理作用。

【文献选辑】

《博物志》:张骞使西域,得涂林安石国榴种以归,故名安石榴……河阴榴,中间有三十八子。

《广志》:安石榴,有甜酢二种。

《农桑通诀》:(石榴)出河阴者最佳,其树不甚高大,枝柯附干,自地便生。五月开花,有大红、粉红、黄、白四色。实有甜、酸、苦三种。果大如杯;皮赤,有黑斑;皮中如蜂窠,有黄膜隔之。

《河南通志》:安石榴在河阴县西北二十里,汉张骞出使西域得涂林安石榴归植于此。

《河阴县志·山川志》(康熙三十年):河阴石榴味甘而色红且巨,由其种异也,有一栋盈抱者,相传为张骞时故植。

《开封府志》:河阴东北二十里盈山皆安石榴,参差蓊蔚不计其数,且有一株盈抱者。

《河阴县志》(民国六年):张骞泛槎,西见王母赠之,偶植于此,故名仙石榴。北山石榴,其色古,籽盈满,其味甘而无渣滓,甲于天下。

【特色优势】河阴石榴已有 2 000 多年的种植历史,素有"天下之奇树,九州之奇果"的美称,并被誉为"宫廷贡品,历史名产,中州名果"。河阴石榴皮薄、籽大、色红、味甜,落地不沾尘土,吃时甜汁欲滴而无渣滓、满腮生津。其中软籽、铜皮、铁皮、大红甜、大白甜 5 个河阴石榴品种为河南省名优品种。河阴软籽石榴出汁率高达 91. 72% ,果实可食部分占 94. 56% ,含糖11. 58% ;河阴铜皮石榴含糖量高达 12. 84% ;河阴大白甜石榴果大,平均单果重335 克,最大果重 750 克。并含有丰富的维生素,是既可鲜食亦可加工高级饮料的优良果品,且具有极高的药用价值。

【源起与传承】石榴原产于伊朗、阿富汗等中亚地区,其栽培源远流长。在伊拉克出土的距今 4 000 多年的皇冠上就有精美的石榴图案。相传张骞出使西域将石榴引进我国。《博物志》载:"张骞使西域,得涂林安石国榴种以归,故名安石榴。"之后,石榴就在我国广阔的土地上扎根、开花、结果。东汉张衡《南都赋》中"楟枣若榴"的"若榴",指的就是石榴。

石榴多籽寓意多子多福,艳丽的花朵、红红的果实寓意吉祥如意。关于石榴的诗词歌赋有 400 多篇,借石榴的美好、吉祥如意抒情咏物,有诗赋称其为神树,如"安石榴者,天下之奇树,九州之名果"(晋代潘岳《安石榴赋》),"有若榴之奇树,肇结根于西海""似西极之若木,譬东谷之扶桑"(晋代张载《安石榴赋》),"童童安石榴,列生神道旁"(魏晋縻元诗句),等等。

河阴石榴最早记载于西晋张华《博物志》:"河阴榴,中间有三十八子。"元王祯《农桑通诀》曰:"(石榴)出河阴者最佳,其树不甚高大,枝柯附干,自地便生。五月开花,有大红、粉红、黄、白四色。实有甜、酸、苦三种。果大如杯；皮赤，有黑斑；皮中如蜂窠，有黄膜隔之。"南北朝时期医家陶弘景记载了石榴的药用："医家唯用酢者之根、壳"；宋代苏颂《本草图经》曰："甘者可食，酢者入药。"宋代寇宗奭《本草衍义》曰："唯酸石榴入药，须老木所结，收留陈久者乃佳。"

石榴的实、皮、花、叶、根皆可入药。河阴石榴有 30 多种品种，主要名优品种有 10 多种，在实现社会经济价值的同时，药用价值的开发也具有很大的空间。

1993 年，"河阴石榴"被评为郑州市十大历史名产。2007 年 5 月，经国家质检总局（现国家市场监督管理总局）批准，对"河阴石榴"实施地理标志产品保护。2008 年，荥阳石榴栽培技艺被列入郑州市非物质文化遗产名录。2005 年 9 月以来，荥阳市已连续举办了 15 届"河阴石榴文化节"，使更多的人认识和了解了河阴石榴，河阴石榴文化也迎来了前所未有的发展机遇。

【历史传说】汉武帝时，张骞奉旨出使西域。一路上风餐露宿，跋山涉水，历尽寒、热、饥、渴之苦，加上水土不服，病倒了。

这天，张骞忍着饥饿病痛，独自顺山路向前走去。他拐了几个弯，便在路边看见一块石头，上写"通天路"三个大字。突然，狂风大作，地动山摇。风过后，睁眼一看，四周全是石壁，似乎掉进了井里。

这时，一根白绫带落了下来。张骞赶紧拽住，眨眼工夫，就从石井中出来了。原来，这是一位仙姑的腰带。张骞随仙姑向西飞去，一会儿便摔落在一座雕着"西天瑶池"字样的石牌坊前。他壮着胆子向里张望，顿觉心旷神怡，周身轻松，便往里走去。

在一个亭子旁边，张骞看到一棵果树，上边红花朵朵，挂着许多拳头大的果实。伸手摘了一个，抠开硬皮，只见里面一排排一层层满是珍珠玛瑙般的籽儿。放进嘴里轻轻一咬，甜汁四溢，郁香可口。又吃了几口，感到口舌滋润，肚中胀满也无影无踪。

张骞不知这是什么珍奇异果，便想摘几个带回去栽种。忽然，仙姑出现了，大声呵斥道："你竟敢偷摘王母的石榴！"张骞连忙施礼，并恳求仙姑赏赐几个石榴。

仙姑连连摇头，说天上只有这一棵石榴，谁也不敢私摘。张骞说："人间没有石榴，若能带一个回去栽种，也是王母为黎民办了件好事。"仙姑被说动了心，就摘了一个递给张骞，并准备送他下天。

这时,玉皇大帝和王母娘娘来了。玉帝看见地上有石榴皮,就问是怎么回事?仙姑只好如实报告。玉帝大怒,命仙姑必须追回石榴。仙姑却让张骞拽住白绫带,想尽快把他送走。

玉帝接到报告后,忙命天神用箭射断了白绫带。于是,张骞的身体在空中打起转来。他压住惊慌,思索着对策。当看清身下是黄河时,就借着风吹,向黄河上空飘落下来……

后来,张骞被救上岸,苏醒后得知这里是河阴。张骞知道河阴一片黄土,被邙山围着,是种树的好地方,便不顾伤痛,掏出石榴,让老百姓立刻种下去。从此,石榴就在河阴生长、开花结果了。

附:石榴皮

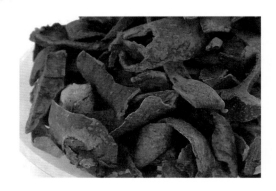

【别名】石榴壳(《雷公炮炙论》),酸石榴皮(《肘后备急方》),安石榴酸实壳(《名医别录》),酸榴皮(《本草纲目》),西榴皮(《闽东本草》)。

【药物来源】为石榴科植物石榴 *Punica granatum* L. 的果皮。秋季果实成熟,顶端开裂时采摘,除去种子及隔瓤,切瓣晒干,或微火烘干。

【炮制】拣去杂质,去净残留的内瓤及籽,洗净,切块,晒干。取石榴皮块,照炒炭法炒至表面黑黄色、内部棕褐色,为石榴皮炭。

【性味归经】酸、涩、温,有小毒;入大肠经。

【功能主治】涩肠止泻,止血,驱虫。用于久泻,久痢,便血,脱肛,滑精,崩漏,带下,虫积腹痛,疥癣等。

【用法用量】内服:煎汤,3~10克;或入丸、散。外用:适量,煎水熏洗,研末撒或调敷。

【方药摘录】

1.榴附散(《朱氏集验方》):酸石榴皮(米醋炒)、香附子。上二味,为末,每服二钱,米饮下。治产后泻。

2.石榴皮汤(《产经方》):安石榴皮二两,当归三两,阿胶二两(炙),熟艾如鸡子大二枚。上四物以水九升,煮取二升,分三服。治妊身暴下不止,腹痛。

3.石榴皮散(《太平圣惠方》):酸石榴皮一两(锉),桃符二两(锉),胡粉一两,酒二合,槟榔末二钱。上件药,以水二大盏,煎前二味至一盏,去滓,下胡粉、槟榔、酒,更煎一沸,稍热,分为三服。治诸虫心痛不可忍,多吐酸水。

4.黄连汤(《备急千金要方》):黄连、黄柏、干姜、石榴皮、阿胶各三两,当归二两,甘草一两。上七味吹咀,以水七升煮取三升,分三服。治赤白痢。

5.《千金方》:酸石榴皮,炙研末,每服二钱,用茄子枝煎汤服。治粪前有血,令人面黄。

【注意事项】①石榴皮碱中毒时,可引起发热、头晕、视物模糊、蚁走感、恶心、呕吐,甚或招致弱视、腓肠肌痉挛,全身搐搦而虚脱。②《本草从新》:能恋膈成痰,痢积未尽者,服之太早,反为害也。

【药理作用】本品具有较强的驱虫、抗菌、抗真菌和抗病毒作用。

参考文献

[1]荥阳市志编纂委员会.荥阳市志[M].北京:新华出版社,1996.

[2]胡正梅,马清河.石榴的化学成分及药理活性研究进展[J].新疆中医药,2015,33(1):74-77.

[3]刘宇,蔡霞,曾勇,等.石榴药理研究新进展[J].世界科学技术——中医药现代化,2015,17(3):679-686.

[4]SREEKUMAR S,SITHUL H,MURALEEDHARAN P,et al. Pomegranate fruit as a rich source of biologically active compounds[J]. Biomed Res Int,2014,2014:686921.

大 蒜

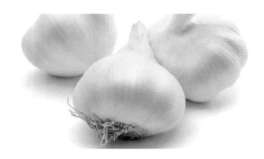

【本地药材名】中牟大蒜,中牟大白蒜。

【别名】葫(《名医别录》),胡蒜(崔豹《古今注》),独蒜(《普济方》),独头蒜(《补缺肘后方》)。

【产地】全国各地多有栽培。郑州市中牟县是全国主要的大蒜生产基地,中牟大蒜为国家地理标志保护产品。

【药物来源】本品为百合科葱属植物蒜 *Allium sativum L.* 的鳞茎。6 月叶枯时采挖,除去泥沙,通风晾干或烘烤至外皮干燥。

【炮制】除去泥土及须根,阴干备用。

【性味归经】辛,温;归脾、胃、肺经。

【功能主治】行气消滞,暖胃健脾,消癥积,解毒,杀虫。治饮食积滞,脘腹冷痛,水肿胀满,泄泻,痢疾,疟疾,百日咳,痈疽肿毒,白秃癣疮,蛇虫咬伤。

【用法用量】内服:煎泡,4.5~9.0 克,生食,煨食或捣泥为丸。外用:捣泥敷,作栓剂或切片灸。

【方药摘录】

1. 食蟹中毒方(《集验方》):干蒜煮汁饮之。

2. 生姜大蒜炖红糖(《贵州中医验方》):大蒜、红糖各 10 克,生姜 2 片。将上各味加清水半碗,隔水炖熟,去渣即成。1 日内分 2~3 次服完。可祛痰止咳,止呕。适用于百日咳。用于小儿百日咳,每日数次,用量视年龄大小酌用。

3. 治脚转筋方(《摄生众妙方》):急将大蒜磨脚心,令偏热。

4.治心腹冷痛方(《李时珍濒湖集简方》):蒜,法醋浸至两三年,食至数颗,其效如神。

5.独蒜涂脐方(《圣济总录》):独颗大蒜1枚,栀子仁3~7枚,盐花少许,上三味,捣烂,摊于纸上,贴于脐部,良久即通。主小便不通。未通,可涂阴囊上,立通。

6.大蒜膏(《中国医学大辞典》):独头蒜数颗,捣烂,麻油拌和。厚敷疮上,干又换敷。消毒止痛,主治恶疮肿痛不眠。

7.治鼻衄不止方(《简要济众方》):蒜一枚,去皮,研如泥,作钱大饼子,厚一豆许,左鼻血出,贴左足心,右鼻血出,贴右足心,两鼻俱出,俱贴之,立瘥。治鼻血不止,服药不应。

8.蒜连丸(《济生方》):用独蒜煨捣,和黄连末为丸,日日米汤服之。治肠毒下血。

【注意事项】凡服一切补药,不可食之;不能与蜂蜜同食。青光眼、白内障、结膜炎、睑腺炎等眼病患者不宜食;口齿喉舌诸患、阴虚火旺者、气虚血弱之人、非细菌性腹泻患者等不宜食。长期食用生蒜伤肝损眼。

【药理作用】本品具有抗菌、杀虫、解毒、消炎、健胃、延缓衰老、降血脂、抗氧化、清除自由基等多种药理作用。现代研究表明,大蒜有治疗轻度高血压、降低高胆固醇血症和预防动脉粥样硬化的潜力;能够降低癌症(特别是消化道癌症)的发病率。

【文献选辑】

《闲居赋》(西晋时中牟名士潘岳著):菜则葱、韭、蒜、芋。

《钓赋》(西晋时中牟名士潘尼著):西戎之蒜,南夷之姜。

《博物志》:张骞使西域还,得大蒜、番石榴、胡桃、胡葱、苜蓿、胡荽。

《齐民要术》:张骞周流绝域,始得大蒜、葡萄、苜蓿。

《唐韵》:张骞使西域,始得大蒜、胡荽。小蒜乃中土旧有,而大蒜出胡地,故有胡名。

《本草纲目》:大小二蒜皆八月种。春食苗,夏初食,五月食根,秋月收种。北人不可一日无者也。

《诗三百三首》:蒸豚揾蒜酱,炙鸭点椒盐。(唐代诗人寒山诗句)

【特色优势】中牟大蒜具有蒜头大、蒜瓣大、夹心小瓣少、外皮纯白等特点。其大蒜素含量高达0.35%,含有丰富的矿物质、微量元素,味道鲜美,能增进食欲,且具有杀菌作用,全县20个乡镇普遍种植。据《中牟县志》(1999年)记载,1986—1990年间,中牟宋城大白蒜已远销美国、日本、新加坡、加拿大等20多个国家和地区,全县出口量占全国出口总量的1/4。

【源起与传承】大蒜源于中西亚及南欧地区。5 000年前的古埃及法老墓中即能找到关于大蒜的遗迹,古梵文中已有大蒜药用功效的记载。相关历史资料显示,4 500年前的古巴比伦人已经用到大蒜。我国在2 000多年前西汉时期,由张骞出使西域引进并开始栽培大蒜。

国内大蒜品种良多。按照鳞茎外皮的色泽可分为红皮蒜与白皮蒜两种。红皮蒜蒜瓣少而大,辛辣味浓,产量高,多产于山东、云南、四川等地,耐寒力弱,多在春季播种,成熟期晚;白皮蒜有大瓣和小瓣两种,辛辣味较淡,比红皮蒜耐寒,多秋季播种,成熟期略早,多产于河南、山东。

郑州中牟是全国有名的白皮蒜盛产区之一,且以其个大、皮白、味鲜、营养丰富、表皮紧裹、弹性好、耐储运的特点享誉中外。早在西晋时期,中牟名士、著名文学家潘岳、潘尼叔侄在其传世名作《闲居赋》《钓赋》中即有关于蒜的记述。自20世纪80年代开始,中牟大白蒜大面积种植推广。目前,中牟县域内20个乡镇均有种植,其中,官渡、韩寺、大孟、刘集、雁鸣湖、姚家、万滩、狼城岗、城关等乡镇已形成规模化种植,且逐年扩大,种植总面积约在28.5万亩。1991年以来,年均内销和外贸出口总量均在10万吨以上,其中出口总量高峰期曾超过全国总量的70%。

1993年,中牟大蒜获马来西亚农业博览会金虎奖;1999年,获昆明世界园艺博览会银奖;2000年,经原国家科委星火计划审批,获准使用"中牟大白蒜"商标。2007年3月,经原国家质检总局批准,对"中牟大白蒜"实施地理标志产品保护。

【历史传说】大蒜在世界各国众多文化中,既是食物也是药物。相传古埃及人在修金字塔民工每天的饮食中必加大蒜,用于增加力气,预防疾病,其间民工们因大蒜供应中断而罢工,直到法老用重金买回才复工。《圣经》中多次提到,希伯来人非常喜欢用大蒜烹调的食品。在18世纪早期的法国,瘟疫横行,掘墓人会喝一种用蒜泥调制的鸡尾酒,他们相信这会保护他们远离瘟疫。第一次世界大战期间,大蒜更是被广泛用作防腐抗菌剂以防治坏疽病。到了今天,人们则用大蒜来帮助预防动脉硬化、改善高血压等。

无论中外,大蒜都被赋予了扶正祛邪的神奇力量。古罗马人上战场前,士兵们要吃大蒜或者把大蒜作为随身携带食品,以随时吃一口加强战力,他们将大蒜戏称为"难闻的玫瑰"。在中世纪的欧洲,人们常将大蒜挂在脖子上或者门头,以驱赶狼人、吸血鬼和其他邪魔。我国很多地区也有把大蒜与"驱邪"相联系的传统,在几个重要的传统节日中,大蒜都有其一席之地。例如,在除夕夜,家长会把半截蒜(尚未长成蒜瓣)放在小朋友的衣兜里,表达辞旧迎新,无病无灾,健康成长之意;每逢端午节,则有喝黄酒、吃大蒜的传统,以期驱除鬼魅邪灵。

参考文献

[1]中牟县地方志编纂委员会.中牟县志(1991—2000)[M].郑州:中州古籍出版社,2006.

[2]ALALI F Q,EL-ELIMAT T,KHALID L,et al. Garlic for cardiovascular disease:prevention or treatment?[J]. Curr Pharm Des,2017,23(7):1028-1041.

[3]NICASTRO H L,ROSS S A,MILNER J A. Garlic and onions:their cancer prevention properties[J]. Cancer Prev Res(Phila),2015,8(3):181-189.

[4]马丽娜,李峰杰,陈坚,等.大蒜主要活性成分及药理作用研究进展[J].中国药理学通报,2014,30(6):760-763.

芥 菜

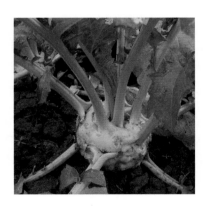

【本地药材名】芥菜疙瘩、芥疙瘩、大头菜。

【别名】芥(《仪礼》),大芥(《方言》),雪里蕻(《野菜笺》),皱叶芥(《本草纲目》),黄芥(《中药志》)。

【产地】全国各地均有栽培。登封芥菜主要分布于郑州登封市境内海拔320米以上的中部山区,东与新密市搭界,南与禹州、汝州接壤,西与伊川毗邻,北与偃师、巩义相依。为国家农产品地理标志保护产品。

【药物来源】本品为十字花科植物芥菜 *Brassica juncea*(*L.*)*Czern. et Coss.*〔*Sinapis juncea L.*〕或油芥菜 *Brassica juncea*(*L.*)*Czern. et Coss. var. gracilis Tsen et Lee* 的嫩茎和叶。秋季采收,鲜用或晒干。登封芥菜以根作为主要食材。

【炮制】

1. 茎叶:①净制,拣去泥屑等杂质。②炮炙,烧存性研末。

2. 子:除去杂质。用时捣碎。

【性味归经】辛,温;归肺、肝、肾、胃经。

【功能主治】宣肺豁痰,温中利气。主治寒饮内盛,咳嗽痰滞,胸膈满闷。

【用法用量】内服:煎汤,12~15克;或用鲜品捣汁。外用:适量,煎水熏洗,或烧存性,研末撒。

【方药摘录】

1. 陈芥菜卤汁(《本草纲目拾遗》):用陈久色如泉水(者),缓呷之。下痰,清热,定嗽。治肺痈喘胀。

2. 芥子末(《外台秘要》):芥子末,人乳汁和,以绵裹塞之。治耳卒聋闭。

3.《千金方》:芥菜煎汤外洗。治漆疮瘙痒。

4.《本草纲目》:芥菜秆烧存性,研末,频敷之。治牙龈肿烂,出臭水者。

5.《谈野翁试验方》:芥叶捣饼,频坐之。治痔疮肿痛。

【注意事项】凡疮疡、目疾、痔疮、便血及平素热盛之患者忌食。大叶者良,细叶有毛者害人。不能与兔肉、鲫鱼一同食。芥菜、萝卜和苹果、橘子等水果不宜长时间同时食用。

【药理作用】芥菜含烃类、黄酮类、酚酸类、多糖等多种化学成分,有抗肿瘤、抗癌、抗氧化、清除自由基、降血糖、杀虫抑菌等生物活性。

【文献选辑】

《食物本草》:芥菜嫩心,生切入瓮,泼以滚醋、酱油等料,汁过半指,封固候冷听用。味极香烈,辣窜爽口,为食品之一助。

《本草纲目》:芥,性辛热而散,故能通肺开胃,利气豁痰。

《本草经疏》:芥,所禀与白芥同。辛温能利气消痰,开胃辟寒,故主安中及久食温中也。

【特色优势】登封芥菜,当地又称"芥疙瘩""芥菜疙瘩""大头菜",为根用芥菜,是芥菜的一个变种。芥菜根个头圆润,质地紧密、肥厚柔嫩、膳食纤维多、口感脆辣,有强烈的芥辣味和特殊的香辣味,口嚼无渣,水分充足。富含粗蛋白、糖类、维生素和钾、磷、钙等多种微量元素。检测结果显示:登封芥菜含氨基酸 20~23 g/kg、锌 3.5~5.0 mg/kg、铁 12~14 mg/kg、钾(3.5~5.0)×10³ mg/kg、维生素 E 1.0~2.5 mg/100 g。优选出的"狮子头大芥"和"科丰一号"品种光滑柔嫩、皮厚、质地紧密、气味浓烈、商品性好;肉质白腻,余味扑鼻,耐储存,抗病性较好;耐旱耐肥较耐瘠薄田地,适应性广泛,亩产一般 4 000~5 000 千克,是极佳推广的保健用芥菜品种。

登封芥菜常被加工成芥丝,有"嵩山第一菜""登封第一菜""登封芥丝甲天下"的美誉,是河南省地方特产之一。常食有开胃消食、提神醒脑、利湿解毒、御风湿,补元阳,利肺豁痰,和中通窍之功效。

【源起与传承】先秦时期《礼记·内则》中即有芥菜作为食物的记载,如"醢,豕胾,芥酱,鱼脍",是肉酱、大块猪肉、芥子酱和切细的鱼肉搭配的一组食物。"脍,春用葱,秋用芥",是说在春季用葱来调和细切的鱼肉,在秋季则用芥子酱。《千字文》中说:"果珍李奈,菜重芥姜",指出水果中最珍贵的是李子和奈子,蔬菜里最重要的是芥菜和生姜,可见古时芥菜在蔬菜中的重要地位。宋代诗人黄庭坚在《答永新宗令寄石耳》中写道:"竹萌粉饵相发挥,芥姜作辛和味宜。"清代医学家王士雄所撰《随息居饮食谱》对芥菜是这样记述的:"辛甘而温。御风湿,根味尤美;补元阳,利肺豁痰,和中通窍,腌食更胜。"

登封是一座远近闻名的文化圣地和功夫之都,登封芥菜主要产于登封西部的嵩山腹地浅山区。独特的气候和土壤条件培育出的芥菜,为这座"文化"与"功夫"之都增添了奇妙的味道,带来了美丽的传说。相传唐太宗李世民曾经避难于嵩山少林寺,在食用登封芥菜后赞不绝口。从此,登封芥菜远近闻名。武则天曾在登封封禅游嵩山,在石淙河感染了风寒,食用登封芥菜后,病情大为缓解,近乎痊愈,登封芥菜随被纳为御用药膳。历代少林习武之人,每日早餐必备此菜,沿袭至今,是佛家素斋佐餐佳品之首选。

时至今日,登封芥菜仍是保健和食疗的佳品,深受百姓喜爱。2011年11月,原农业部认定登封芥菜为"国家农产品地理标志保护产品"。2015年12月,上海合作组织峰会期间,登封芥菜作为特产佳肴选入国宴。2020年5月,登封芥菜入选"全国名特优新农产品名录"。

【历史传说】芥菜又称"大头菜",据说其来源还与三国时期诸葛亮有关呢!

相传,诸葛亮路过嵩山时偶感风寒,就到山上采药治疗。途中,他发现一种拳头大小、像萝卜又不是萝卜的东西,尝尝味道还挺好,辣中带着甜,瞬间就感觉精神了好多。于是就挖了几个带回家,晚上炒来当菜吃。菜一上桌,全家人一尝,都说好吃。问叫啥菜,诸葛亮想了想,说:"就叫大头菜吧!"从此,诸葛亮一家就种这种大头菜来吃。

有一年,诸葛亮种的大头菜长得又肥又大,秋后收了很多,一时吃不完。于是,诸葛亮就将大头菜洗净、晾干,在缸里腌了起来。第二年拿出来一尝,竟比新鲜时更有滋味。

后来,诸葛亮辅佐刘备联吴抗曹时,因士兵没菜吃,刘备非常发愁。诸葛亮就派一支木牛流马到登封买大头菜。大头菜带起来方便,吃着有味,刘备非常喜欢。从那以后,每逢大战之前,刘备就派人到登封买来大头菜,他的士兵一直都有大头菜吃,登封芥菜也越来越有名气。为了纪念诸葛亮发现的大头菜,大家就把大头菜叫作"诸葛亮菜"。

参考文献

[1]曾维银,郑军伟,隆金凤.登封地区根用芥菜绿色栽培技术[J].上海蔬菜,2014(6):37-39.

[2]刘琳,李珊珊,袁仁文,等.芥菜主要化学成分及生物活性研究进展[J].北方园艺,2018(15):182-185.

[3]郑军伟,曾维银,张晓峰,等.登封芥菜:芥丝甲天下 声誉播五洲[J].长江蔬菜,2015(14):21-22.

[4]陈丛梅,樊恒明.河南地标产品之登封芥菜[J].农村·农业·农民(A版),2018(2):44.

[5]卞瑞鹤,刘国强."嵩山"芥丝,传承百年的特色风味[J].农村·农业·农
民(B版),2011(6):26.

[6]常松木.登封民俗志[M].郑州:河南人民出版社,2015.

甘 薯

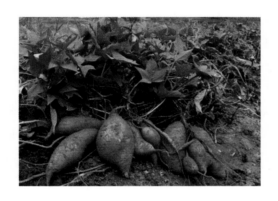

【本地药材名】花园口红薯、茶亭沟红薯。

【别名】甘藷(《南方草木状》),山薯、红山药(《农政全书》),白薯、红薯、红苕、番薯、地瓜(《全国中草药汇编》)。

【产地】全国各地多有栽培。花园口红薯主要产于郑州市区北部黄河南岸花园口,东至郑州黄河二桥,西起黄河风景名胜区,南接黄河南岸大堤,北隔河与原阳、武陟相望;茶亭沟红薯主要产于登封市境内告成镇茶亭沟村、竹园村、贾沟村、五度村、八方村、范店村、森子沟村、北沟村8个行政村。均为国家农产品地理标志保护产品。

【药物来源】本品为薯蓣科植物甘薯的块茎 *Ipomoea batatas（L.）Lam.*,以根、藤入药。夏、秋季采收。

【炮制】洗净,切片晒干或鲜用。

【性味归经】甘,平,无毒;入脾、胃、肾经。

【功能主治】益气健脾,养阴补肾。主治脾虚气弱,肾阴匮乏诸证。

【用法用量】适量,内服。

【方药摘录】

1.红薯粥(《药粥疗法》引《粥谱》):新鲜红薯半斤,粳米2~3两,白糖

133

适量。将红薯(以红紫皮黄心者为好)洗净,连皮切成小块,加水与粳米同煮稀粥,待粥将成时,加入白糖适量,再煮2~3沸即可,趁热服食。主治维生素A缺乏症,夜盲症,大便带血,便秘,湿热黄疸。

2.《全国中草药汇编》:甘薯干根研粉,每日3次,第一次服4两,以后每次服2两,温开水调匀服。治胃及十二指肠溃疡出血。

3.《全国中草药汇编》:甘薯鲜藤2两,烧炭存性,冲甜酒服。治崩漏。

【注意事项】①生食甘凉伐气,熟则甘平充饥。②晒干磨粉,尤能滞气,多食损人。③糖尿病患者忌食。

【药理作用】甘薯的块茎、叶等部位含有糖类、蛋白质、脂类、β-胡萝卜素、花青素和矿物质等多种营养成分,是营养价值很高、用途极广、味道鲜美的食物。甘薯也是一种珍贵的药用植物,具有免疫调节、抗氧化、保肝、抗炎、抗肿瘤、抗糖尿病、抗菌、抗肥胖、调节肠道功能、抗衰老等多种保健功效。甘薯也是一种生物乙醇生产原料。在生物加工方面,通过固态或液态发酵开发了许多功能性食品和饮料,如酸淀粉、乳酸泡菜、乳糖汁、酱油、嗜酸牛奶、甘薯凝乳和酸奶及酒精饮料。

【文献选辑】《救荒简易书》(清代郭云升撰):干红薯乃红薯别名,亦红薯中之嘉种也,出河南杞县、新郑及邙山一带,蒸而食之,甚干甚面,并无许多汁浆,甚能耐饥。

《郑州郊区花园口乡志》:(二十世纪)六十年代红薯已成为花园口人民的主食,广大农民群众流传着"一年红薯半年粮,红薯是农民的保驾王"的说法。

《登封民俗志》:(二十世纪)六十年代登封人民自编的顺口溜:"红薯汤、红薯馍、离了红薯不能活。"

【特色优势】

1.花园口红薯:具有"无渣无丝,薯肉细腻,色彩鲜艳,干面无浆,香味浓郁、营养价值高"的典型特征,不仅外观品相好,还具有丰富的营养价值,富含10多种微量元素、胡萝卜素及维生素A、B族维生素、维生素C、维生素E等。原农业部果品及苗木质量监督检验测试中心(郑州)对花园口红薯的检测结果显示:β-胡萝卜素含量786~926 μg/g,维生素C含量26.6~31.2 mg/100 g。

2.茶亭沟红薯:具有"薯形周正,薯皮完整,鲜艳光滑,个头大、风味佳"

的特点。其营养成分丰富,有"土人参"之称,是保健和食疗佳品,常食有健脾胃、补肝胃、防癌、延长寿命和美容之功效,被营养学家誉为均衡的绿色保健和益寿产品。原农业部农产品质量监督检验测试中心(郑州)对茶亭沟红薯的检测结果显示:维生素 C 含量 21.9 ~ 31.0 mg/100 g,维生素 E 0.145 ~ 1.5 mg/100 g,铁 8.4 ~ 9.0 mg/kg,钾 2 000 ~ 3 000 mg/kg,可溶性糖 7.14% ~ 10.00%。

【源起与传承】关于甘薯的来源,有较为详细史料记载的是,其原产于中美洲。1492 年,哥伦布发现美洲大陆时发现了甘薯,之后传入西班牙,后经西班牙人传入吕宋(马尼拉),1594 年经马尼拉传入中国福建。

鉴于在我国南方沿海有不少甘薯的近缘植物,也有学者对甘薯源于美洲提出了质疑。《陈祈畅异物志》记载:"甘薯出交广南方。民家以二月种,十月收之。其根似芋,亦有巨魁。大者如鹅卵,小者如鸡、鸭卵。剥去紫皮,肌肉正白如脂肪。南人用当米谷、果实,蒸炙皆香美。初食甚甜,经久得风稍淡也。"嵇含《南方草木状》记载:"甘薯,薯蓣之类,或云芋类也。根、叶亦如芋。根大如拳、瓯,蒸煮食之,味同薯蓣,性不甚冷。珠崖之不业耕者唯种此,蒸切晒收,以充粮糒,名薯粮。海中之人多寿,亦由不食五谷,而食甘薯故也。"

甘薯是全球第七大粮食作物,是我国五大粮食作物之一,对山地和瘠土的利用,对杂粮种植的多样化,有着极深刻的影响。早在 20 世纪 70 年代,我国甘薯产量已占全世界的 83%。目前在所有的粮食作物中,我国甘薯的总产量仅次于水稻、小麦和玉米,是世界上最大的甘薯生产国,约占世界种植总面积的 65%,年产量约占世界的 86%。

河南是种植甘薯的主要产区之一。乾隆年间,华北地区出现灾情,时任河南巡抚毕沅特地从福建聘请有经验的老农到河南教当地百姓种甘薯。花园口种植红薯历史悠久,近代以来一直广泛种植,新中国成立后直至 20 世纪六七十年代,红薯是花园口人民的主要口粮。随着人民生活水平的提高,对绿色健康食品的需求不断高涨,目前花园口红薯种植面积已达到 2 万多亩。得天独厚的自然条件造就了花园口红薯的优良品质,如今,花园口红薯正以其悠久的历史、优良的品质、独特的加工工艺、精美的包装,赢得了越来越多的信任和称赞。茶亭沟村种植红薯同样有悠久历史,20 世纪 70 年代之前也一直是群众的看家粮食,有"一季红薯半年粮"的美誉;20 世纪 90 年代,由于种植技术和市场销售等原因,其种植曾一度衰退;后经调研改进,茶亭沟村规范种植技术、引进优良品种,最终成功打造本土红薯品牌,在绿色健康产业的快速发展中为人民群众带来实惠,实现了茶亭沟红薯的品牌价值。

2011年,原农业部批准对"花园口红薯"实施国家农产品地理标志登记保护;2012年,花园口红薯通过中国中绿华夏有机认证中心有机产品认证。2009年,茶亭沟红薯通过原农业部绿色食品认证;2013年,原农业部批准对"茶亭沟红薯"实施国家农产品地理标志登记保护。

【历史传说】红薯大约在雍正、乾隆年间引入河南。当时,在登封茶亭沟村境内,有许昌、洛阳大道经往,县署在路旁大皂角树附近设官地80亩,且树碑曰:凡耕种此片土地者,应设"茶亭"(或搭茶庵)为过往客商备茶解渴,这也是"茶亭沟"村名的由来。

其后,有乡吏赵某接种官地种植粮食和红薯,并搭庵设茶用红薯招待客商。这里种植的红薯美味可口,因此,深受来往客商欢迎。后来,当地的乡亲们见这大片土地红薯涨势喜人,产量甚多,且甘甜可口,就赶走了赵家,埋掉石碑,平分了官地,家家户户开始种植红薯。

因为茶亭红薯适应性强、产量高、用途广,所以成了告成地区主要的粮食作物之一,群众称之为"铁杆庄稼",故有"苗活五成收"的说法。

参考文献

[1]布会敏,孙勇,袁博,等.甘薯多糖的保健功能[J].江苏师范大学学报(自然科学版),2018,36(2):45-52.

[2]张子依,陈锦瑞,刘荣瑜,等.甘薯及其主要成分体内生物活性研究进展[J].中草药,2020,51(12):3308-3317.

[3]王家琦.《略谈番薯和薯蓣》等二文读后[J].文物,1961(8):61.

[4]吴德铎.对《金薯传习录》的再认识[J].读书,1981(6):83-89.

[5]廖明欢,周珊,房伯平,等.甘薯活性成分及其功能研究进展[J].热带农业工程,2018,42(3):15-21.

[6]郭政铭,杨静,周成伟,等.甘薯茎叶生理功能与其加工利用[J].食品安全质量检测学报,2019,10(24):8302-8307.

[7]吴德铎.关于甘薯和《金薯传习录》[J].文物,1961(8):60-61.

[8] WANG S, NIE S, ZHU F. Chemical constituents and health effect of sweet potato[J]. Food Research International,2016,89(pt1):90-116.

[9] BOVELL-BENJAMIN A C. Sweet potato:a review of its past,present,and future role in human nutrition[J]. Adv Food Nutr Res,2007,52:1-59.

[10] MOHANRAJ M, SIVASANKAR S. Sweet potato (Ipomoea batatas [L.] Lam)—a valuable medicinal food:a review[J]. Journal of Medicinal Food, 2014,17(7):733-741.

[11] ALY FARAG EL SHEIKHA,RAY R C. Potential impacts of bioprocessing of sweet potato:Review[J]. Crit Rev Food Sci Nutr,2017,57(3):455-471.

藕

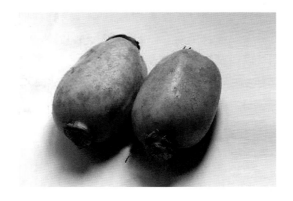

【本地药材名】新郑莲藕,新郑节水莲藕。

【别名】光旁(陆玑《诗疏》)。

【产地】生于水泽、池塘、湖沼或水田内,野生或栽培。广布于我国南北各地。新郑莲藕主要分布于新郑市境内东北部沙区,为国家农产品地理标志保护产品。地域保护范围包括和庄镇、八千乡、薛店镇、龙王乡、孟庄镇5个乡镇128个行政村。

【药物来源】本品为睡莲科植物莲 *Nelumbo nucifera* Gaerth. 的肥大根茎。秋、冬及春初采挖。莲是多部位入药的药材品种,莲藕、藕节、莲子、莲子心、荷叶、荷花均可入药,藕节也是中国药典收载中药。本条后附"藕节、莲子、莲子心、荷叶、荷花"等。

【炮制】除去杂质,洗净备用。

【性味归经】甘,寒;入心、脾、胃、肝、肺经。

【功能主治】生用:清热,凉血,散瘀。主治热病烦渴,吐血,衄血,热淋。熟用:健脾,开胃,益血,生肌,止泻。

【用法用量】内服:生食、捣汁或煮食,适量。外用:适量,捣敷。

【方药摘录】

1.《太平圣惠方》:藕汁,蜜和服。治时气烦渴。

2.《太平圣惠方》:生藕汁饮之。治食蟹中毒,霍乱吐利。

3. 马齿苋藕汁饮(《保健药膳》):鲜马齿苋、鲜藕各 500 克,捣烂绞汁加适量白糖,每服 200 克。可清热解毒,凉血止痢。

4. 姜藕饮(《圣济总录》):生藕 1 两(洗,切),生姜 1 分(洗,切),研绞取汁。分 3 次服,不拘时候。治霍乱吐不止,兼渴。

5. 藕汁膏(《丹溪心法》):黄连末,天花粉末,人乳汁(又云牛乳),藕汁,生地黄汁。上药将后二味汁为膏,入前三味搜和,佐以姜汁和蜜为膏。以匙抄取,徐徐留舌上,以白汤少许送下,一日 3 ~ 4 次。治胃热消渴。

6. 莲藕汁(《仙拈集》):莲藕、生葛根,各捣汁 1 钟,和服。治热毒下血。

7. 苓藕饮(《保健药膳》):茯苓 12 克,藕 120 克,山药 12 克,百合 10 克,大枣 10 个。先将鲜藕洗净切片,再与四物合煮至浓汁代茶饮。滋养肺阴,补益脾气。凡属阴虚肺燥、脾胃不足而引起的咳嗽痰中带血丝、食少、大便不畅等症,可辅以此饮。

【注意事项】煮时忌用铁器。

【药理作用】主要含三萜类、甾体类、黄酮类、脂肪族类、多糖类和膳食纤维等化学成分。莲藕多糖具有抗氧化和抗病毒作用;膳食纤维可预防便秘、结肠癌、冠心病和肥胖的发生。

【文献选辑】

《诗经·郑风》:山有扶苏,隰有荷花。

《采莲曲》:菱叶萦波荷飐风,荷花深处小船通。逢郎欲语低头笑,碧玉搔头落水中(唐代白居易诗,作者出生于郑州市新郑市)。

【特色优势】新郑莲藕表皮洁白细腻,根茎肥大,有节,中间有一些管状小孔,折断后有丝相连。食用滑嫩爽口、清脆甘甜、纯净无渣、芳香甘醇、营养丰富。富含维生素 C、微量元素铁、膳食纤维及多种优质蛋白质,可生食也可做菜,兼具药用价值,具有益寿、延年、安神、降压、止泻、瘦身等功能。

【源起与传承】莲藕在我国的种植历史悠久。《尔雅》释曰:"荷,芙蕖,其茎茄,其叶蕸,其本蔤,其华菡萏,其实莲,其根藕,其中菂,菂中薏。"邢昺注云:芙蕖,总名也,别名芙蓉,江东人呼为荷;菡萏,莲花也;菂,莲实也;薏,菂中青心也。郭璞注云:蔤乃茎下白蒻在泥中者;莲乃房也;菂乃子也;薏乃中心苦薏也。江东人呼荷花为芙蓉,北人以藕为荷,亦以莲为荷,蜀人以藕为茄,此皆习俗传误也。陆玑诗疏云:"其茎为荷;其花未发为菡萏,已发为芙蕖;其实莲,莲之皮青里白;其子菂,菂之壳青肉白;菂内青心二三分,为苦薏也。"

新郑莲藕,种植历史可追溯至 2 700 年前。《诗经·郑风·山有扶苏》中记载:"山有扶苏,隰有荷华。"描绘了郑国山上有扶苏、池里有荷花的景象。1923 年,新郑李家楼"郑公大墓"出土的"莲鹤方壶"造型灵动,壶盖像莲花瓣形状向四周张开,莲瓣的中央有一个可以活动的小盖,上面有一只仙鹤站在花瓣中央昂首振翅,望着远方。唐朝时期新郑地区盛产莲藕,境内 4 条主要河流之一、纵贯全市南北的"莲河"便因此得名。这些历史的痕迹,印证了新郑莲藕与这座城市几千年的交融。

莲藕是常用的食材,有"久服,轻身耐老,不饥延年"的功效。《随息居饮食谱》记述:"藕以肥白纯甘者良。生食宜鲜嫩,煮食宜壮老,用砂锅桑柴缓火爆极烂,入炼白蜜收干食之,最补心脾。若阴虚、肝旺、内热、血少及诸失血证,但日熬浓藕汤饮之,久久自愈,不服他药可也。"近年来,莲藕需求的增加促进了新郑莲藕种植产业的进一步发展,藕粉、藕片、莲藕汁等衍生产品也受到越来越多的青睐。莲藕种植业的兴起同时带动了新郑生态环境的巨大变化。每年荷花盛开的季节,清新的空气、一行行白鹭从青天落下栖息、水塘中娇艳的荷花,融合成一幅诗的画面。

2011 年 12 月 15 日,农业部批准对"新郑莲藕"实施国家农产品地理标志登记保护。

【历史传说】"青荷盖绿水,芙蓉披红鲜。下有并根藕,上有并头莲。"莲藕是文人墨客的宠儿,也是传说故事中神仙青睐的造人之物。

相传,哪吒出生时左手掌上有个"哪"字,右手掌上有个"吒"字,故起名哪吒。哪吒下海游玩,误踏水晶宫,捉住蛟龙要抽筋为绦子,闯下祸事。龙王找哪吒的父亲托塔天王李靖讨要说法,天王知道,不杀哪吒不足以平龙王的愤怒。哪吒为保陈塘关太平,于是拿刀在手,割肉还母,剔骨还父,还了父精母血。

哪吒的灵魂来到西方极乐世界,求佛祖救命。佛祖正在与众菩萨讲经,只闻得幢幡宝盖有人叫道:"救命!"佛祖慧眼一看,知是哪吒之魂,即将碧藕为骨,荷叶为衣,念动起死回生真言,哪吒遂得了性命。

附:藕节、莲子、莲子心、莲花、荷叶

藕 节

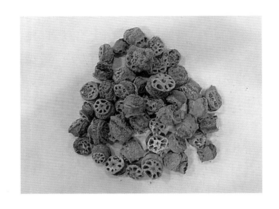

【别名】光藕节(《江苏植药志》),藕节疤(《中药志》)。

【药物来源】本品为睡莲科植物莲 Nelumbo nucifera Gaertn. 的干燥根茎节部。秋、冬二季采挖根茎(藕),切取节部,洗净,晒干,除去须根。

【炮制】

1.藕节:除去杂质,洗净,干燥。

2.藕节炭:取净藕节置锅内炒至外面呈黑色,内部呈老黄色,稍洒清水,取出,干燥即成。

【性味归经】甘,涩,平;入肝、肺、胃经。

【功能主治】止血,消瘀。用于咳血,吐血,衄血,尿血,便血,血痢,崩漏等。

【用法用量】内服:煎汤,10~30克;鲜用捣汁,可用60克左右取汁冲服;或入散剂。

【方药摘录】

1.双荷散(《圣惠方》):藕节七个,荷叶顶七个。上同蜜擂细,水二钟,煎八分,去滓温服。或研末,蜜调下。治卒暴吐血。

2.《本草纲目》:藕节捣汁饮,并滴鼻中。治鼻衄不止。

3.《全幼心鉴》:藕节晒干研末,人参、白蜜煎汤调服二钱,日二服。治大便下血。

4.《本草汇言》:生藕节捣烂,和酒绞汁饮,随量用。治坠马血瘀,积在胸腹,唾血无数者。

【注意事项】煮时忌用铁器。

【药理作用】藕节含天酰胺(asparagine)及鞣质。藕节热水提取物1 g/kg腹腔注射,可以缩短小鼠切尾出血的时间。

莲 子

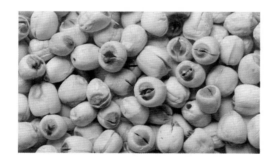

【别名】藕实、水芝(《神农本草经》),菂、薂(《尔雅》),石莲子(《名医别录》),泽芝(《古今注》),莲实(《尔雅》郭璞注),莲蓬子(《山西中药志》)。

【药物来源】本品为睡莲科植物莲 *Nelumbo nucifera* Gaertn. 的干燥成熟种子。除去莲心者称莲肉。秋季果实成熟时采割莲房,取出果实,除去果皮,干燥。

【炮制】拣去杂质即可;或砸碎、去皮、去心用;或将石莲子置锅内水煮后,切开,去皮,晒干。

【性味归经】甘,涩,平;入脾、肾、心经。

【功能主治】补脾止泻,益肾涩精,养心安神。用于脾虚久泻,遗精带下,心悸失眠。

【用法用量】内服:煎汤,6~15克;或入丸、散。

【方药摘录】

1. 莲实汤(《圣济总录》):莲实30枚(炒黄,捶碎),浮萍1分。上用水1盏,加生姜少许,煎至5分,去滓,分3次温服。小儿热渴不止。

2. 莲肉散(《奇效良方》):莲肉、益智仁、龙骨(五色者)各等分。上为细末。每服二钱,空心用清米饮调下。治小便白浊,梦遗泄精。

3. 莲子六一汤(《仁斋直指方》):石莲肉(莲心)六两,炙甘草一两。细末。每服二钱,灯心煎汤调下。治心经虚热,小便亦浊。

4. 莲肉糕(《士材三书》):莲肉、粳米各炒四两,茯苓二两。共为末,砂糖调和。每用两许,白汤送下。治病后胃弱,不消水谷。

5. 石莲散(《妇人良方》):石莲肉两半,白茯苓一两,丁香五钱。上为末。每服二钱,不拘时,用姜汤或米饮调下,日三服。治产后胃寒咳逆,呕吐不食,或腹作胀。

6. 水芝丸(《医学发明》):莲实(去皮)不以多少,用好酒浸一宿,入大猪肚内,用水煮熟,取出焙干。上为极细末,酒糊为丸,如鸡头大。每服五、七十九,食前温酒送下。补虚益损。

7. (《世医得效方》)老莲子二两(去心),为末,每服一钱,陈米汤调下。治久痢不止。

【注意事项】中满痞胀及大便燥结者,忌服。凡外感前后,疟、疸、疳、痔,气郁痞胀,溺赤便秘,食不运化及新产后皆忌之(《随息居饮食谱》)。

【药理作用】含糖类(62%)、蛋白质(6.6%)、脂肪(2.0%)、钙(0.089%)、磷(0.285%)、铁(0.006 4%)。脂肪中脂肪酸组成:肉豆蔻酸(myristic acid)0.04%,棕榈酸(palmiticacid)17.32%,油酸(oleic acid)21.91%,亚油酸(linoleicacid)54.17%,亚麻酸(linolenic acid)6.19%。果实含和乌胺(higenamine)。果皮含荷叶碱(nuciferine)、原荷叶碱(nornciferine)、氧黄心树宁碱(oxoushinsunine)和N–去甲亚美婴粟碱(N–norarmepavine)。有抗氧化、抗衰老、免疫调节、抗菌、抗癌等药理活性。

莲子心

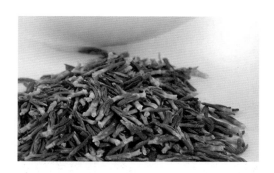

【别名】薏(《尔雅》),苦薏(《本草图经》),莲薏(《本草纲目》),莲心(《本草再新》)。

【药物来源】本品为睡莲科植物莲 *Nelumbo nucifera* Gaertn. 的成熟种子中间的绿色胚根(莲心)。

【炮制】剥开莲子,取出绿色胚(莲心),晒干。

【性味归经】苦,寒;入心、肾经。

【功能主治】清心安神,交通心肾,涩精止血。用于热入心包,神昏谵语,心肾不交,失眠遗精,血热吐血。

【用法用量】内服:煎汤,1.5~3.0克;或入散剂。

【方药摘录】

1.《是斋百一选方》:莲子心、糯米。上为细末,酒调服。治劳心吐血。

2.《医林纂要》:莲子心一撮,为末,入辰砂一分。每服一钱,白汤下,日二。治遗精。

3. 清宫汤(《温病条辨》):元参心三钱,莲子心五分,竹叶卷心二钱,连翘心二钱,犀角尖二钱(磨,冲),连心麦冬三钱。水煎服。治太阴温病,发汗过多,神昏谵语者。

4. 莲子心茶(《食物疗法》):莲子心3克,开水冲泡,不限时服。清心安神。适宜于高血压、头痛、心悸、失眠等症患者。

【注意事项】脾胃虚寒者禁服。

【药理作用】莲子心主要含莲心碱、异莲心碱、甲基莲心碱、荷叶碱等生物碱类和木犀草素、芦丁和金丝桃苷等黄酮类活性成分,还含有挥发性成分、多糖、氨基酸和多种微量元素。有抗肿瘤、保护心血管功能、抗氧化、抑制肝纤维化、调节中枢神经系统、抗菌、抗炎、降血糖等药理作用。

莲　花

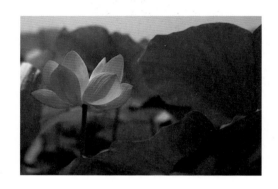

【别名】菡萏(《诗经》),芙蓉(《说文解字》),荷花(《毛诗》),水花(《古今注》),水华(《本草纲目》)。

【药物来源】本品为睡莲科植物莲 *Nelumbo nucifera* Gaertn. 的花蕾。6～7 月间采收。

【炮制】筛去泥沙,拣净杂质,阴干备用。

【性味归经】苦,甘,平;入心、肝经。

【功能主治】散瘀止血,去湿消风。用于损伤呕血,血淋,崩漏下血,天疱湿疮,疥疮瘙痒。

【用法用量】内服:研末,1.0～1.5 克;煎汤,6～9 克。外用:适量,鲜者贴敷患处。

【方药摘录】

1.杨拱《医方摘要》:干荷花为末,每酒服方寸匕。治坠损呕血,坠跌积血,心胃呕血不止。

2.《简便方》:荷花贴之。治天泡湿疮。

3.《太清草木方》:七月七日采莲花七分,八月八日采根八分,九月九日采实九分,阴干捣筛。每服方寸匕,温酒调服。服食驻颜。

4.莲花茶(《茶饮保健》):莲花 1 克,金钱草 2 克,绿茶 3 克。用开水冲泡后饮用。功能清热除湿,活血止血。

【注意事项】过敏者慎用。皮肤瘙痒性疾病、眼部充血患者忌食。

【药理作用】含高级烷烃类、烯类、醇类等挥发性成分,以槲皮素为主的多种黄酮类成分,以及丰富的维生素C、矿物质、氨基酸、糖类等。有抗氧化等药理作用。

荷 叶

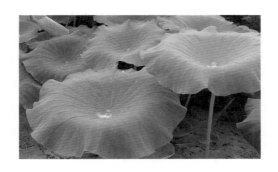

【别名】蕸(《尔雅》),嫩者荷钱、贴水者藕荷、出水者芰荷(《本草纲目》)。

【药物来源】本品为睡莲科植物莲 *Nelumbo nucifera Gaertn.* 的干燥叶。夏、秋二季采收,晒至七八成干时,除去叶柄,折成半圆形或折扇形,干燥。

【炮制】

1.荷叶:以水洗净,剪去蒂及边缘,切丝,晒干。

2.荷叶炭:取净荷叶,置锅内,上覆一直径略小的锅,上贴白纸,两锅交接处用黄泥封固,煅至白纸呈焦黄色,停火,待冷取出。

【性味归经】苦,平;入肝、脾、胃经。

【功能主治】清热解暑,升发清阳,凉血止血。用于暑热烦渴,暑湿泄泻,脾虚泄泻,血热吐衄,便血崩漏。荷叶炭收湿化瘀止血。用于多种出血症及产后血晕。

【用法用量】内服:煎汤,3～10克(鲜品15～30克);荷叶炭3～6克,或入丸、散。外用:适量,捣敷或煎水洗。

【方药摘录】

1.荷叶散(《太平圣惠方》):荷叶三片,蒲黄二两,甘草二两(炙微赤,锉)。上药捣筛为散。每服三钱,以水一中盏,煎至五分,入生地黄汁一合,蜜半匙,更煎三五沸,去滓,不计时候温服。治产后血运,烦闷不识人;或狂言乱语,气欲绝。

2.荷叶汤(《圣济总录》):荷叶(燥者)一斤。以水一斗,煮取五升。洗了,以贯众末掺之,干则以油和涂。治漆疮。

3.荷叶藁本汤(《证治准绳》):干荷叶四个,藁本二钱半。上细切,水二斗,煎至五升,去渣。温热得所,淋渫,仍服大黄左经汤。治脚胫生疮,浸淫腿膝,脓水淋漓,热痹痒痛。

4.四生丸(《妇人良方》):生荷叶、生艾叶、生柏叶、生地黄各等分。上研,丸鸡子大。每服一丸,水煎服。治阳乘于阴,以致吐血衄血。

5.罩胎散(《三因极一病证方论》):卷荷叶嫩者(焙干)一两,蚌粉花半两。上为末。每服二钱,入蜜少许,新汲水调下,食前服。治妊娠伤寒,大热闷乱,燥渴,恐伤胎脏。

6.《经验后方》:荷叶焙干,为末,米汤调服二钱,一日二服,已知为度。治吐血咳血。

7.《证治要诀》:败荷叶烧存性,研末。每服二钱,米饮调下,日三服。治阳水浮肿。

8.《唐氏经验方》:青荷叶剪取钱蒂七个,以浓米醋一盏,煎半盏,去滓,熬成膏,时时抹之妙。治牙齿疼痛。

【注意事项】升散消耗,虚者禁之(《本草从新》)。凡上焦邪盛,治宜清降者,切不可用(《随息居饮食谱》)。

【药理作用】含莲碱、荷叶碱、原荷叶碱、亚美罂粟碱、前荷叶碱、N-去甲基荷叶碱、D-N-甲基乌药碱、番荔枝碱、鹅掌楸碱、槲皮素、异槲皮苷、莲苷、酒石酸、柠檬酸、苹果酸、葡萄糖酸、草酸、琥珀酸、鞣质。还含抗有丝分裂作用的碱性成分。有心血管活性、抗氧化、抗 HIV、减肥、降血脂、抗菌和降糖等多种药理活性。

参考文献

[1] 周春华,陶俊,李良俊,等.莲藕的化学成分与生物活性研究进展[J].氨基酸和生物资源,2007,29(4):63-69.

[2] 张朔.藕和藕节的化学成分研究[D].昆明:云南中医药大学,2019.

[3] 单锋.荷叶、莲子心药效分化的分子机理研究[D].成都:成都中医药大学,2015.

[4] 李希珍.莲子心化学成分及生物活性的研究[D].长春:吉林大学,2016.

[5] 徐双双.荷花化学成分的提取分离及含量测定[D].泰安:山东农业大学,2012.

[6] 郭兴峰.荷花化学成分和抗氧化活性研究[D].泰安:山东农业大学,2010.

[7] 叶林虎.荷叶代谢性药物相互作用及体内成分研究[D].北京:北京协和医学院,2014.

防　风

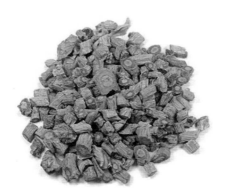

【本地药材名】北邙防风,邙风,黄风。

【别名】铜芸(《神农本草经》),茴芸、百蜚(《吴普本草》),茴草、屏风、百枝(《名医别录》),风肉(《药材资料汇编》)。

【产地】野生于丘陵地带山坡草丛中,或田边、路旁,高山中、下部。主要分布于东北、内蒙古、河北、山东、河南、陕西、山西、湖南等地。北邙防风产于郑州巩义市邙岭一带。

【药物来源】本品为伞形科植物防风 *Saposhnikovia divaricata* (*Turcz.*) *Schischk.* 的干燥根。春、秋二季采挖未抽花茎植株的根,除去须根及泥沙,晒干。防风的子、花、叶均有药用价值。

【炮制】

1. 除去残茎,用水浸泡,捞出,润透切片,晒干。

2. 炒防风:取防风片,置锅内微炒至深黄色,取出放凉。

3. 防风炭:取防风片置锅内,用中火炒至外呈黑色,内呈黄褐色为度。喷洒清水适量,灭尽火星,取出,晾一夜。

4. 蜜炙防风:取防风,加蜜炒至蜜被吸尽,放凉即可。每防风片 1 千克,蜂蜜 0.3 千克。

【性味归经】辛、甘,温;入膀胱、肝、脾经。

【功能主治】解表祛风,胜湿止痛,止痉。用于感冒头痛,风湿痹痛,风疹瘙痒,破伤风。

【用法用量】内服:煎汤,4.5～9.0 克;或入丸、散。外用:适量,煎水熏洗;或研末调敷。

【方药摘录】

1. 防风汤(《症因脉治》):防风、荆芥、葛根。治风邪伤卫,有汗恶风。

2. 玉屏风散(《丹溪心法》):防风、黄芪各一两,白术二两。每服三钱,水一钟半,姜三片煎服。治自汗。

3. 防风散(《世医得效方》):防风五钱,川芎二钱半,人参一钱二分半。为细末,每服二钱,临卧米饮调下。治盗汗。

4. 防风丸(《圣济总录》):防风(去叉)、蝉壳、猪牙皂荚(酥炙,去皮、子)各一两半,天麻二两。上四味捣为细末,用精羊肉煮熟捣烂,以酒熬为膏,丸如绿豆大,每服三十丸,荆芥酒或茶汤下。治一切风疮疥癣,皮肤瘙痒,搔成瘾疹。

5. 防风通圣散(《宣明论方》):防风、川芎、当归、芍药、大黄、薄荷叶、麻黄、连翘、芒硝各半两,石膏、黄芩、桔梗各一两,滑石三两,甘草二两,荆芥、白术、栀子各一分。上为末,每服二钱,水一大盏,生姜三片,煎至六分,温服。治风热拂郁,筋脉拘倦,肢体焦痿,头目昏眩,腰脊强痛,耳鸣鼻塞,口苦舌干,咽嗌不利,胸膈痞闷,咳呕喘满,涕唾稠黏,肠胃燥,热结,便溺淋闭等症。

6.防风散(《太平圣惠方》):防风一两(去芦头,微炒),地龙二两(微炒),漏芦二两,上件药,捣细罗为散,每服,不计时候,以温酒调下二钱。治白虎风,走转疼痛,两膝热肿。

【注意事项】阴虚火旺及血虚发痉者慎用;血虚痉急或头痛不因风邪者忌服。

【药理作用】从防风中提取的化学成分有100多种,其中主要活性成分有色原酮类、多糖类、挥发油、聚炔类、香豆素类等。有解热、镇痛、抗过敏、抗休克、抗菌、抗氧化、抗肿瘤和免疫调节作用,在感冒、头痛、消化系统疾病、呼吸系统疾病、皮肤病等临床治疗疗效显著。

【文献选辑】
《图经本草》:今汴东、淮浙州郡皆有之。
《本草求真》:防风,出北地黄润者佳。

【特色优势】北邙防风主要产于巩义邙岭一带。邙岭土质纯净、土层深厚,所产防风最长可达266.7厘米,茎粗1厘米,色泽纯正,肉厚,无邪性。入药主要是用其根,功能发表除风,祛湿止痛。医界誉其"力大如牛,一两可抵二两之功"。其嫩芽可拌菜食用,味辛甘、清香,有醒神、祛风、除湿、开胃的功效。

【源起与传承】《神农本草经》将防风列为上品。李时珍《本草纲目》曰:"防者,御也。其功疗风最要,故名。"解释了防风名称的由来。

根据历代文献对防风的记载,其产地先后有很大变化。《名医别录》记载,防风生沙苑(今陕西)川泽及邯郸(今河北)、琅琊(今安徽)、上蔡(今河南)。《本草经集注》记载,郡县无名沙苑。今第一出彭城(江苏徐州)、兰陵(山东临沂),即近琅琊者,郁州(江苏连云港)互市亦有之;次出襄阳(今湖北)、义阳县(今河南)界,亦可用。《新修本草》记载,今出齐州,龙山最善,淄州、兖州、青州者亦佳。《图经本草》记载,今汴东、淮浙州郡皆有之。

《巩县志》《巩义市志》(1986—2005)中记载,巩义市邙岭一带产北邙防风,俗称黄风,但目前并无太多资料显示邙岭一带防风的规模化种植开发。

【历史传说】《国语·鲁语下》记载:"昔禹致群神于会稽之山,防风氏后至,禹杀而戮之。"传说大禹治水成功后,在会稽山大会诸侯,论功行赏,筹划治国大计,但与大禹的父亲鲧一起治水的防风氏并未按时参加,直到大会快结束之时才赶到。大禹以为防风氏居功自傲,一怒之下,便下令杀了防风。防风死后,白血冲天,以示其冤。事后,大禹派人查访,得知防风在途中遇到发大水,为救百姓而耽误了行程。大禹后悔得流下了眼泪,便敕封防风为王,并令防风国建造"防风祠"祭祀防风王。防风被错杀时喷出的白血散落在山野里,长出漫山遍野的伞形羽状叶小草。当地百姓为治水常会感受风寒、头昏脑涨、浑身酸痛,生病的人梦见防风王说吃这种草能治好风寒病,就试着吃,病果然就好了。为纪念防风王,乡亲们就把这种治病的神草称作"防风"。

关于北邙防风,也有一则民间传说。据说,邙山原本也是一座高耸入云的大山,山中有无数的宝藏。后南海之妖驾着旋风把它搬到南天边,满山遍野的小植物护着它,而满山的石头却全被妖风卷走了。因这些小植物有防风之功,所以后人把它命名为"防风"。在洛阳一带,至今还有人把防风称为"邙风"。如同它护山一样,防风性质柔和,微温不燥,主治外感表证、风湿痹痛和破伤风证。此外,只要配以不同的药物,还能治不同的表证。后人戏言,它的这些功效,与当日联合一切小草护山的品行性情有关。

参考文献

[1]刘双利,姜程曦,赵岩,等.防风化学成分及其药理作用研究进展[J].中草药,2017,48(10):2146-2152.

[2]柏桂顺,王成功,李江勇,等.中药防风活性成分及生理作用研究进展[J].中国民间疗法,2020,28(12):116-117.

[3]邹婧,王悦,张学涛,等.防风的本草考证[J].安徽农业科学,2020,48(11):175-177.

[4]佘自强.北邙逶迤赞防风[N].南方日报,2008-1-23(B03).

樱　桃

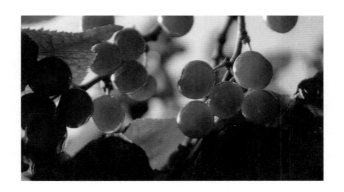

【本地药材名】郑州樱桃沟樱桃。

【别名】含桃(《礼记》),莺桃(《礼注》),楔、荆桃(《尔雅》),楔桃(《广雅》),朱茱、麦英(《吴氏本草》),朱樱(《蜀都赋》),朱果(《品汇精要》),樱珠、家樱桃(《中国树木分类学》)。

【产地】栽培于庭园或农圃。主要分布于河北、河南、山东、安徽、江苏、浙江、福建、湖北、四川、山西等地。郑州樱桃沟樱桃产于郑州市二七区,为国家农产品地理标志保护产品。地域保护范围在郑州市二七区西南郊,西南毗邻新密市,东南紧接新郑市,包括侯寨乡樱桃沟、上李河、大路西、黄龙岗等7个行政村。

【药物来源】本品为蔷薇科梅属植物樱桃 *Prunus pseudocerasus Lindl.* 的果实。本植物的根(樱桃根)、枝(樱桃枝)、叶(樱桃叶)、果核(樱桃核)及新鲜果实经加工取得的液汁(樱桃水)等亦供药用。

【炮制】初夏果实成熟时采收,洗净备用。或将鲜樱桃装入瓷坛内,封固,埋入土中,约深1米许,经7～10天取出,坛中樱桃已自化为水,即将果核除去,留取清汁备用。

【性味归经】

1. 樱桃:甘,温,无毒;入脾、胃、肾经。

2. 樱桃水:甘,平;入肺、脾、肝经。

【功能主治】

1.樱桃:补血益肾。主治脾虚泄泻,肾虚遗精,腰腿疼痛,四肢不仁,瘫痪等。

2.樱桃水:透疹,敛疮。主治疹发不出,冻疮,汤火伤等。

【用法用量】

1.樱桃:内服,煎汤,30～150克;或浸酒。外用,浸酒涂擦或捣敷。

2.樱桃水:内服,适量,炖温。外用,适量,涂擦。

【方药摘录】

1.《不药良方》(王玷桂):樱桃水一杯,略温灌下。治疹发不出,名曰闷疹。

2.《梁侯瀛集验良方》:樱桃水搽在疮上,若预搽面,则不生冻疮。

3.《河北中医药集锦》:樱桃水蘸棉花上,频涂患处,当时止痛,还能制止起泡化脓。治烧烫伤。

4.《湖南药物志》:樱桃叶及树枝,水煎服。治腹泻、咳嗽。

5.《本草纲目拾遗》:甜樱桃核二十枚。砂锅内焙黄色,煎汤服。治出痘喉哑。

【注意事项】①孟诜:不可多食,令人发暗风。②《日华子本草》:多食令人吐。③《日用本草》:特性虚火,能发虚热咳嗽之疾,小儿尤忌。④《本草图经》:虽多食无损,但发虚热耳。

【药理作用】樱桃主要含花青素、花色苷、褪黑素、槲皮素、异槲皮素等成分,有抗氧化、抗炎、镇痛、降尿酸、抗痛风、降血糖、降血脂、抗肿瘤、保护神经细胞、抗贫血等药理活性。

【文献选辑】

《本草图经》:樱桃,洛中、南都者最胜。其实熟时深红色者,谓之朱樱,正黄明者,谓之蜡樱,极大者有若弹丸,核细而肉厚,尤难得也。

《本草衍义》:今西洛一种紫樱,至熟时正紫色,皮里间有细碎黄点,此最珍也。

《近会同年赏芍药尝樱桃杨谨仲教授有诗次韵为》:清晨自扫落花厅,小瓮亲篘竹叶青。簪盍同时过陋巷,胪传相与记彤庭。阶翻红叶曾重见,敕赐朱樱亦屡经。老去飘零无此梦,诗来有吟有余馨(南宋周必大诗,作者祖籍郑州市管城区)。

《移山樱桃》:亦知官舍非吾宅,且劚山樱满院栽。上佐近来多五考,少应四度见花开(唐代白居易诗,作者出生于河南省郑州市新郑市)。

【特色优势】郑州樱桃沟樱桃粒大肉厚、果实圆形或扁圆形,色泽艳丽,浓红色,果肉淡黄微带红色,果汁较多,味酸甜,有香味。除含有一般樱桃的营养成分外,其总糖、维生素C及可溶性固形物含量较高。据原农业部果品及苗木质量监督检验测试中心(郑州)检测,樱桃沟樱桃的总糖含量达6%～15%,维生素C实际含量8～20 mg/100 g,铁含量2～6 mg/kg,钙含量100～180 mg/kg,可溶性固性物含量10%～25%,可滴定酸0.5%～1.3%。

【源起与传承】樱桃在我国的栽种至少有2 600多年历史。《礼记·月令》中记载:"是月也,天子乃以雏尝黍,羞以含桃,先荐寝庙。"《太平御览》载:"以含桃先荐寝庙。含桃,樱桃也。先荐寝庙,后乃食之。"《吕氏春秋》二十六卷载:"樱桃之为鸟所含,故曰含桃。"《尔雅》曰:"楔、荆桃。"郭璞注曰:"今樱桃。"《广雅》曰:"楔桃,大者如弹丸子;有长八分者,有白色者,凡三种。"孙炎云:"大而甘者,谓之崖蜜。樱桃一名楔,一名荆,一名英桃,一名莺桃,一名含桃,一名麦英。"而《西京杂记》列樱桃、含桃为两种,并非一物。

郑州樱桃沟樱桃种植也已有上千年历史。其当家品种郑州红樱桃,据传早在明朝时期,处于丘陵地区的石匠庄村(现樱桃沟村)村民便根据当地独特的自然条件,利用樱桃树喜温润、怕风寒的特点,在沟里种植樱桃树。后经数百年的发展,该村大沟小沟里到处都是樱桃树。清朝时期,沟中明代栽种的樱桃树仍有一部分存活,且能继续结出果实。新中国成立后,清代栽种的樱桃树存活较多,树龄多在200年左右。更令人称奇的是,有一棵树高7.6米,覆盖面积333.5平方米。2000年前后,据有关专家实地测量考证,确定该树已有500年的历史,为当地最古老的樱桃树,是樱桃树中的"老寿星",被人们称为"樱桃树王",成为樱桃沟村一大奇观。

宋代苏颂曰:"樱桃处处有之,而洛中者最胜。其实熟时深红色者,谓之朱樱。紫色、皮里有细黄点者,谓之紫樱,味最珍重。又有正黄明者,谓之蜡樱,小而红者,谓之樱珠,味皆不及。"明代李时珍曰:"盐藏、蜜煎皆可,或同蜜捣作糕食,唐人以酪煎食之。"郑州樱桃沟樱桃在产地、品种选择上,生产过程管理中,精益求精,所产樱桃色泽浓郁,果肉多汁酸甜,营养成分丰富。每年四五月份樱桃树林青翠繁茂,果实累累,为人们呈现视觉盛宴的同时,也丰富了人们的味觉享受。

1999 年,樱桃沟樱桃被评为郑州市十大历史名产;2008 年,被原农业部农产品质量安全中心认证为无公害农产品樱桃;2009 年,顺利通过中国绿色食品发展中心认证,为绿色食品 A 级产品。2011 年,原农业部认定郑州樱桃沟樱桃为"国家农产品地理标志保护产品"。2000 年,樱桃沟旅游区获得河南省旅游局颁发的旅游景点证书;2001 年,被郑州市旅游局推荐为郑州市重点旅游景区。1999 年以来,郑州每年都举办"樱桃节"。如今,郑州樱桃沟樱桃这张天然名片已成为老百姓增收致富的"金钥匙"和走向国际市场的"金护照"。

【历史传说】古人认为,吃樱桃是一种奢侈行为。樱桃树既不能当作建筑材料,一年也只有短短 1 个月的果期。因此,良田沃土只能用来种植收成更好的农作物,樱桃只能屈居宅前屋后,或者偏僻山沟。

不过,在郑州二七区西南部,却有一个延绵 15 千米左右的樱桃沟。这里丘陵起伏,沟壑纵横,深深的沟里布满了青翠繁茂的樱桃树,景色十分宜人。

据当地村民传说,宋朝时有一位皇后得了贫血病,面黄肌瘦,四肢无力,不思饮食。御医遍用诸方,也未能治愈,于是张贴皇榜,向民间招募良医。有个吴姓游医为混顿好饭而揭榜。当时正值春季,市场上有樱桃,吴姓游医就用樱桃煮水,待樱桃水不温不热后给皇后喝,每次大半碗,每日服 2 次。内卫一看,这哪能治病,2 天后便将游医轰了出来。过了 20 多天,吴姓游医来到密州地界,无意中发现官兵跟在自己后头,游医心想:"坏事了!难道是因为皇后的病未治好,官兵要捉我抵命?"情急之下,撒开脚丫就跑,而官兵追得更紧,等官兵追上时,游医连吓带累,一命呜呼!

其实游医用含铁量高、能促进血红蛋白的樱桃治好了皇后的病,官兵是请他回皇宫受封的。

为表彰吴姓游医的功绩,皇上先封他为太尉职衔,后又拨款就地隆重安葬,并在墓地周围广植樱桃。这就是樱桃沟的由来。

参考文献

[1]黄艳霞,李冀,胡晓阳.樱桃及其活性物质的研究进展[J].湖北中医药大学学报,2014,16(2):115-116.

[2]熊蔚蔚,雪馨,付瑶.樱桃成分及其药理作用的研究[J].北华大学学报(自然科学版),2010,11(5):408-411.

柿　子

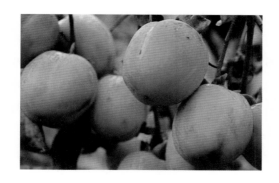

【本地药材名】荥阳柿子。

【别名】枾(《名医别录》)

【产地】多为栽培种。分布于华东、中南及辽宁、河北、山西、陕西、甘肃、台湾等地。荥阳柿子主要产于郑州荥阳,为国家农产品地理标志保护产品,地域保护范围在荥阳市南部(中原路以南),东南与新密市、西南与巩义市交界,包括崔庙、环翠峪、贾峪、刘河、乔楼、豫龙镇、城关7个乡镇。

【药物来源】本品为柿科植物柿 *Diospyros kaki L. F.* 的果实。柿蒂为《中国药典》收载中药,烘柿、白柿、柿霜等亦为药用。本条主要介绍烘柿、白柿、柿霜、柿蒂的药用功效。

【炮制】

1. 烘柿:即红柿,将青绿之柿收置器中,自然红熟如烘成,涩味尽去,其甘如蜜。

2. 白柿:即柿饼,大柿去皮捻扁,日晒夜露至干,内瓮中,待生白霜乃取出,亦称柿花、干柿、柿干。其霜谓之柿霜。

3. 柿蒂:冬季收集成熟柿子的果蒂,去柄,洗净,晒干。

【性味归经】

1. 烘柿:甘、涩,寒,无毒;入手足太阴经血分。

2. 白柿:甘、涩,平,无毒;入手足太阴经血分。

3. 柿霜:甘,凉;入肺经。

4. 柿蒂:涩,平,无毒;入胃经。

【功能主治】

1.烘柿:止口干,压胃热,通耳鼻。润肺生津,降压止血。用于肺燥咳嗽,咽喉干痛,胃肠出血,高血压病。

2.柿霜:生津止渴,化痰宁嗽,清心肺郁热。治咽喉口疮,止劳伤吐血。配柿蒂炭,敷疮。

3.柿蒂:降逆下气。用于呃逆。加丁香、生姜,开痰散郁,其功甚疾。

【用法用量】烘柿:1～2个。柿饼:内服适量,嚼食;或煎汤;或烧存性入散剂。柿霜:冲服,3～9克;或入丸剂噙化;外用适量,撒敷。柿蒂:煎汤内服,10～20克;或入散剂。

【方药摘录】

1.柿蒂汤/散(《济生方》):柿蒂、丁香各二钱,生姜五片,水煎服。或为末,白汤点服。治咳逆不止。

2.柿蒂散(《洁古家珍》):柿蒂、丁香、人参等分。为细末,水煎,食后服。治虚人呃逆。

3.《泊宅编》:以干柿烧灰,饮服二钱,治脏毒下血。又王璆百一方云"曾通判子病下血十年,亦用此方一服而愈"。为散、为丸皆可,与本草治肠澼、消宿血、解热毒之义相合。则柿为太阴血分之药,益可证矣。

4.《笔峰杂兴》:柿霜、柿蒂等分烧研,治臁胫烂疮,敷之甚效。

【注意事项】烘柿:忌与酒同食。又忌蟹,恐致腹痛。多食引痰饮上升。柿霜:风寒咳嗽忌服。柿饼:脾胃虚寒,痰湿内盛者不宜食。

【药理作用】柿蒂含羟基三萜酸(齐墩果酸、白桦脂酸和熊果酸)、葡萄糖、果糖、酸性物质、中性脂肪酸和鞣质。柿子果肉、皮和叶的提取物含可溶性膳食纤维、类胡萝卜素、多酚类和黄酮类物质,有降血脂、抗氧化、抗微生物、抗肿瘤、抗老化、止血等作用。

【文献选辑】

《荥阳县志》(乾隆十一年):今荥(阳)蚩蚩之众,为资生口计,种柿者十之有九,枣梨者十之一。

《齐民要术》:黄柿出洛诸州(荥阳即属"洛诸州")。

《咏红柿子》:晓连星影出,晚带日光悬。本因遗采掇,翻自保天年(唐代刘禹锡诗。作者系洛阳人,后迁居荥阳,并葬于荥阳)。

【特色优势】荥阳柿子果形整齐,无涩味,其果肉金黄、透亮柔软、含糖量高、鲜嫩脆甜。素有"河阴石榴砀山梨,荥阳柿子甜如蜜"的民谣。荥阳柿子除含有一般柿子的营养成分外,其总糖、维生素 C、柿单宁及可溶性固形物含量较高,总糖含量 15% ～25%,维生素 C 含量 30～50 mg/100 g,单宁含量 1 000～1 500 mg/kg,硒含量 0.001～0.005 mg/kg,锌含量 2.0～3.0 mg/kg。柿饼、柿脯、柿霜糖、柿蜜酒、柿子醋、柿醋饮等柿子的衍生产品种类多样,其中荥阳柿饼以霜厚无核、质软味甜、营养价值高,有"柿霜饼唯荥阳独有"之称;柿霜糖全国独一无二,食药两用。

【源起与传承】千年柿树万年槐,柿树浑身俱是宝。柿树是起源于中国的古老树种,我们的祖先早在周代就已栽培柿树,并在重大祭礼礼仪上用柿果作为供品。《礼记·内则》记载:"爵,鹨,蜩,范,芝栭,菱,椇,枣,栗,榛,柿,瓜,桃,李,梅,杏,楂,梨,姜,桂。"《说文解字》云:"柿:赤实果。从木市声。"《酉阳杂俎》载:"俗谓柿树有七德:一寿,二多阴,三无鸟窠,四无虫,五霜叶可玩,六嘉实,七落叶肥大""木中根固,柿为最,俗谓之柿盘"。柿子也可作为粮食。明代徐光启《农政全书》记载:"今三晋沁之间多柿,细民干之,以当粮也。"

柿子不仅起源于我国,也发展于我国。经过千百年的栽培,目前我国柿子品种多达 300 多种,通常根据味道将其划分为甜柿和涩柿两大类。从色泽上可分为红柿、黄柿、青柿、朱柿、白柿、乌柿等;从果形上可分为圆柿、长柿、方柿、葫芦柿、牛心柿等。在长期的风土驯化和生产实践中,各地培育出不少优良品种。如华北的大盘柿、河北的莲花柿、山东的镜面柿、陕西的鸡心黄柿、浙江的方柿、湖南的腰带柿、安徽的铃灯柿、河南的荥阳水柿和仰韶牛心柿等,都是国内有名的柿子。

荥阳柿子有 2 000 多年的栽培历史,源远流长,久负盛名。据后魏《齐民要术》记载:"黄柿出洛诸州",荥阳即包含于"洛诸州"。清代乾隆《荥阳县志》记载:"今荥(阳)蚩蚩之众,为资生口计,种柿者十之有九,枣梨者十之一。"

荥阳有八月黄、小红罐、雁过红、猪皮水柿、灰柿、九月青等 30 多个品种的柿树,主打品种有 6 个。近年来,在地方政府和各级农业部门的大力支持下,荥阳柿子正在成为当地农民增收的拳头产品,荥阳柿子及其延伸产品畅销国内并出口至日本及东南亚,"荥阳柿子"这个古老的林中丹果正在焕发勃勃生机。

1993 年,荥阳柿子与河阴石榴一并被评为郑州十大历史名产;2011 年,原农业部认定荥阳柿子为"国家农产品地理标志保护产品"。

【历史传说】据说,明太祖朱元璋青年时因为贫穷,时常吃不饱饭。一年秋天,朱元璋赶路时经过一个村庄,看到有棵大柿树果实累累,又渴又饿的他摘下柿子便大口吃了起来。虽然挂满凌霜尚未熟透的柿子涩得他口舌难耐,但至少能填饱肚子。之后,朱元璋作揖谢过大柿树,就匆匆上路了。后来,朱元璋当上了皇帝,不忘当年柿树的饱食之恩,专程前往虔拜,并脱下龙袍披在树上,封柿树为"凌霜侯"。

参考文献

[1]荥阳市志编纂委员会.荥阳市志[M].北京:新华出版社,1996.

[2]张雅利,郭辉,田忠民.柿子的药理作用研究及临床应用[J].中成药,2006,28(5):720-722.

[3]任飞.柿子皮化学成分及抗氧化活性研究[D].西安:西北农林科技大学学位论文,2011.

西 瓜

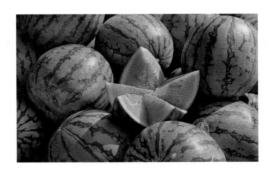

【本地药材名】中牟西瓜。

【别名】寒瓜(《本草纲目》),天生白虎汤(《食物本草》)。

【产地】全国各地均有栽培。中牟西瓜主要产于郑州中牟,为国家农产品地理标志保护产品,地标范围包括姚家、韩寺、张庄、八岗、黄店、刁家、三官庙、官渡、白沙、大孟、郑庵、九龙、刘集、万滩、雁鸣湖、狼城岗等 16 个乡镇，青年路和东风路 2 个街道办事处、380 个行政村。

【药物来源】本品为葫芦科植物西瓜 *Citrullus lanatus（Thunb.）Matsum. et Nakai*［*C. uulgaris Schrad. Ex Eckl. Et Zeyh.*］的果瓤。夏季采收。其根及叶（西瓜根叶）、果皮（西瓜皮）、种仁（西瓜子仁）、种皮（西瓜子壳）亦均可供药用。本条后附"西瓜皮"。

【炮制】洗净外皮备用。

【性味归经】甘,寒;入心、胃、膀胱经。

【功能主治】清热除烦,解暑生津,利尿。主治暑热烦渴,热盛津伤,小便不利,喉痹,口疮等。

【用法用量】内服:取汁饮,适量;或作水果食。

【方药摘录】

1.《丹溪心法》:用西瓜浆水徐徐饮之。治口疮甚者。

2.《本草汇言》:好红瓤西瓜剖开,取汁一碗,徐徐饮之。治阳明热甚,舌躁烦渴者,或神情昏冒、不寐、语言懒出者。

3.《玉楸药解》:取西瓜汁适量热服。治脾胃寒湿。

4.《滇南本草》:西瓜根,叶,煎汤服。治水泻痢疾。

5.《草医草药简便验方汇编》:将西瓜切开十分之三,放入大蒜七瓣,用草纸包七至九层,再用黄泥全包封,用空竹筒放入瓜内出气,木炭火烧干,研末,开水吞服。治夏、秋腹泻,烦躁不安。

【注意事项】本品不宜多食;中寒湿盛者忌服;脾胃虚寒、消化不良、大便滑泄者少食为宜,多食则可引起腹胀、腹泻、食欲减退等。

【药理作用】西瓜汁含瓜氨酸、α-氨基-β-丙酸、丙氨酸、α-氨基丁酸、γ-氨基丁酸、谷氨酸、精氨酸、磷酸、苹果酸、乙二醇、甜菜碱、腺嘌呤、果糖、葡萄糖、蔗糖、盐类(主为钾盐)、维生素 C、β-胡萝卜素、γ-胡萝卜素、西红柿烃、六氢西红柿烃等;又含挥发性成分,内有乙醛、丁醛、异戊醛、己醛。瓜肉中的瓜氨酸及精氨酸部分有利尿等药理作用。

【文献选辑】

《本草纲目》:(时珍曰)按胡峤《陷虏记》言"峤征回纥,得此种归,名曰西瓜"。

《西洋瓜》(元代赵善庆诗):竟传异种远难详,且剖寒浆自在尝。因产西方皆白色,为来中土尽黄瓤。

《食西瓜》(元代方夔诗):恨无纤手削驼峰,醉嚼寒瓜一百筒。缕缕花衫粘唾碧,痕痕丹血掐肤红。香浮笑语牙生水,凉入衣襟骨有风。从此安心师老圃,青门何处向穷通。

《洞仙歌·西瓜》(清代陈维崧词):嫩瓤凉瓠,正红冰凝结。绀唾霞膏斗芳洁。傍银床,牵动百尺寒泉。缥色映,恍助玉壶寒彻。

【特色优势】中牟西瓜个大均匀,花皮类西瓜瓜皮外观纹理清晰、花色深浅对照分明,黑皮类西瓜颜色深黑有光泽,红沙瓤,香甜,入口即化,果实糖度高,品质佳,适宜鲜食及做深加工制品。享有"凉争冰雪甜争蜜,中牟西瓜人皆孚""籽如宝石瓤如蜜,中牟西瓜甜到皮""香浮笑语牙生水、凉入衣襟骨生风"之美誉。据原农业部果品及苗木质量监督检验测试中心(郑州)检测,中牟西瓜可溶性固性物(中)含量达到9%～10%、可溶性固形物(边)含量达到7%～8%,皮厚0.4～1.0 cm,纤维0.1%～0.2%,番茄红素56～57 mg/kg。

【源起与传承】西瓜,顾名思义就是"西来之瓜"。它原产于非洲,古埃及人开始种植西瓜,逐渐由地中海沿岸传入北欧,随后进入中东,由西域传入我国。明代徐光启《农政全书》中说:"西瓜,种出西域,故名。(玄扈先生曰,按五代郃阳令胡峤,陷回纥归,得瓜种,以牛粪种之。结实如斗大,味甚甘美,名曰西瓜)。"依此,西瓜应是在五代时期传入我国。而明代诗人李东阳在《如贤馈西瓜及槟榔》诗中则写道:"汉使西还道路赊,至今中国有灵瓜。"指出西瓜乃是汉朝使者从西域带回。

中原地区种植西瓜是在南宋时期,由洪皓(1088—1155年)引进并推广开来。其在《松漠纪闻》中记载:"西瓜形如扁蒲而圆,色极青翠,经年变黄,其脆如类甜瓜,味甘脆,中有汁尤冷……余携归,今禁圃、乡圃皆有。"宋代高承《事物纪原》中也说:"中国(注:指当时宋朝的疆域)初无西瓜,洪忠宣(即洪皓)使金,贬递阴山,得食之。"

中牟西瓜种植历史悠久。据《中牟县志》记载,中牟从汉代开始种植西瓜,宋代以后更成为汴京西瓜的主要产区(中牟原隶属于开封)。20世纪60年代前种植的西瓜品种主要有捏瓜、打瓜,种植面积小、分布零散、产量低,以自食为主。70年代比较流行的品种有北瓜、反修瓜、北戴河、三白瓜(80年代早期逐渐被淘汰),进入批量销售渠道。80年代初,国家鼓励发展经济作物,无籽西瓜等优新品种逐步普及,种植面积也不断扩大,少量品种西瓜开始销往香港。90年代,新品种选育取得新突破,墨玉系列、8562、926花皮无籽在省内外均有大面积种植,中牟县将西瓜作为发展农业,振兴农村经济的突破口,积极选育推广优良品种,普及推广科学种植管理技术,采取多种产业格局拉长销售期,西瓜成为全县农业经济的一大支柱。2000年,姚家乡引进黑美人、花美人、红小玉等品种,开始特型西瓜种植。2010年西瓜生产规模继续扩大,随着绿色无公害技术的普及和农业标准化程度的提升,西瓜品质也得到很大提升,农民也因此致富,因其产量高、品质优,越来越多的吃瓜群众爱上了中牟西瓜。

2001年,中牟县被认定为全国无公害农产品生产示范基地县。2003年,中牟西瓜通过国家无公害农产品认证。2007年,被授予河南省名牌农产品。2011年,原农业部认定中牟西瓜为"国家农产品地理标志保护产品"。2005年起,中牟县人民政府于每年5~6月举办中牟西瓜节,中牟西瓜亦成为当地亮丽的名片。

【历史传说】相传,南宋著名诗人范成大(1126—1193年)奉宋孝宗赵昚之命出使金国,向金国索求北宋诸帝陵寝之地,并请更定受书之仪(注:指南宋高宗与金和谈时所确定的交换国书的不平等仪式)。范成大途经北宋旧京城开封时,正值炎热的夏天,加上路途劳顿,更觉酷暑难耐。忽然发现前方有一片瓜田,满地的"天然碧玉团"让人倍感凉爽。瓜农正在田间劳作,看到范成大后便热情邀请他品尝西瓜。几块西瓜下肚后,范成大顿觉暑意全消,可谓是"下咽顿除烟火气,入齿便作冰雪声"。心旷神怡之际,欣然为瓜农赋《西瓜园》诗一首:"碧蔓凌霜卧软沙,年来处处食西瓜。形模濩落淡如水,未可蒲萄苜蓿夸。"前一句描述西瓜盘藤、喜沙土的生长特性,后一句反映出在宋时,起码在北宋东京城吃西瓜已属寻常之事。这也许是流传下来的唯一一首为开封西瓜的题诗。之后,范成大不辱使命,返宋后被任命为中书舍人,写成使金日记《揽辔录》。

又传,明嘉靖年间,新郑举子高拱进京赶考,路过中牟县南土墙村时,因天热炎热,突然晕倒在地,不省人事。一位看瓜老汉急忙把他背到瓜棚下,并打开一个熟透的大西瓜,喂着他吃了下去。不久,病竟然全好了。高拱千恩万谢之后,继续赶路。当年,金榜题名,后又当上阁老,成为百官之首。他时常记起瓜农的救命之恩,就奏明皇上,带上礼物,来到土墙村。瓜农老汉急忙将高拱一行让进家里,拿出西瓜热情招待。临走时又送给他们很多大西瓜。再说高夫人,原本皮肤粗糙,脸色黝黑,膀大腰粗,是有名的丑夫人。这次随阁老到中牟吃了不少西瓜,回京路上又接着吃,谁知吃着吃着,脸蛋变得粉嫩细白,身材也苗条了许多。返京后,文武百官甚为惊异,忙问是怎么回事。高夫人说:"八成是吃了中牟西瓜的缘故吧!"这一说不打紧,很快轰动京城。皇上吃了高拱带回的西瓜后,也赞不绝口,就把中牟西瓜定为贡品。打那儿起,中牟西瓜便名扬天下了。

附:西瓜皮

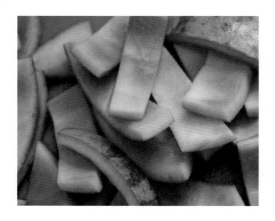

【别名】西瓜青(《摄生众妙方》),西瓜翠衣(《临证指南医案》),西瓜翠(《药材资料汇编》)。

【药物来源】本品为葫芦科植物西瓜 *Citrullus lanatus*(*Thunb.*)*Matsum. et Nakai*[*C. uulgaris Schrad. Ex Eckl. Et Zeyh.*]的果皮。夏季采收。

【炮制】收集西瓜皮,削去内层柔软部分,洗净,晒干,切碎用。也有将外面青皮削去,仅取其中间部分者。

【性味归经】甘,凉,无毒;入心、胃、膀胱经。

【功能主治】清暑解热,止渴,利小便。主治暑热烦渴,小便短少,水肿,口舌生疮等。

【用法用量】内服:煎汤,9~30 克;或焙干研末。外用:适量,烧存性研末撒。

【方药摘录】

1.《丹溪心法》:西瓜皮烧灰敷之。治口疮甚者。

2.《本草汇言》:经霜西瓜皮烧灰,敷患处牙缝内。治牙痛。

3.《摄生众妙方》:西瓜青为片,阴干为细末,以盐酒调,空心服。治闪挫腰疼,不能屈伸者。

4.《现代实用中药》:西瓜皮(须用连髓之厚皮,晒干者入药为佳)干者一两三钱,白茅根鲜者二两。水煎,一日三回分服。治肾脏炎,水肿。

5.清络饮(《温病条辨》):鲜荷叶边、鲜银花、西瓜翠衣、鲜扁豆花、丝瓜皮、鲜竹叶心。治暑温汗后头胀。

【注意事项】中寒湿盛者忌用。

【药理作用】西瓜翠衣具有抑制酪氨酸酶、抗自由基、利尿、降血糖等作用。鲜翠衣含总糖、可滴定酸、蛋白质、氮、鞣质及锂、钠、钙、铁、磷、锌、硼等微量元素;还含有各种氨基酸,以谷氨酸和赖氨酸含量较高。

参考文献

[1]中牟县地方志编纂委员会.中牟县志(1991—2000)[M].郑州:中州古籍出版社,2006.

[2]谢克英,杨庆莹,杨会会,等.西瓜皮的营养价值及综合利用[J].农产品加工,2015(7):43-45.

[3]韩明,薛福玲,蔺志铎,等.西瓜皮营养成分分析[J].食品研究与开发,2010,31(1):119-122.

鲤 鱼

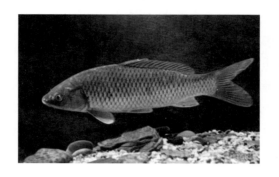

【本地药材名】郑州黄河鲤鱼。

【别名】赤鲤鱼(《尔雅》郭璞注),赪鲤(《埤雅》)。

【产地】全国各地分布很广,黑龙江、黄河、长江、珠江、闽江诸流域及云南、新疆等地湖泊、江河中均有。黄河鲤鱼产于黄河流经的宁夏、内蒙古、山西、陕西、河南、山东等地。郑州黄河鲤鱼主要产于黄河郑州段南岸以南,310 国道沿线以北,西起巩义市康店镇,东至中牟县狼城岗镇,为国家农产品地理标志保护产品。保护范围包括郑州巩义市、荥阳市、惠济区、金水区和中牟县等 5 个县(市)、区,东西长 130 千米、南北宽 26 千米,区域总面积 1 400 平方千米。

【药物来源】本品为鲤形目鲤科动物鲤鱼 *Cyprinus carpio L.* 的肉或全体。

【炮制】多为鲜鱼入药。

【性味归经】甘,平;入脾、肾、胃、胆经。

【功能主治】健脾和胃,利水下气,通乳,安胎。主治胃痛、泄泻、水湿肿满、小便不利、脚气、黄疸、咳嗽气逆、胎动不安、妊娠水肿、产后乳汁稀少等。

【用法用量】内服:蒸汤或煮食,100~240 克。外用:适量,烧灰,以醋调敷。

【方药摘录】

1.《外台秘要》:鲤鱼一头,极大者。去头尾及骨,唯取肉,以水二斗,赤小豆一升,和鱼肉煮,可取二升以上汁,生布绞去滓。顿服尽,如不能尽,分为二服。后服温令暖,服讫下利,利尽瘥。治水病身肿。

2.《医方摘要》:赤尾鲤鱼一斤。破开,不见水及盐,以生矾五钱,研末,入腹内。火纸包裹,外以黄土泥包,放灶内煨熟取出,去纸泥,为粥食,一日用尽。治水肿胀满。

3.《食医心镜》:鲤鱼一头。切作鲙,以姜醋食之,蒜齑亦得。治上气咳嗽,胸膈妨满气喘。

4.《吉林中草药》:大鲤鱼一条(去内脏,不去鳞)。放火中煨熟,分次食用。治黄疸。

5.《全国中草药汇编》:鲜大鲤鱼(一斤重)一条,去鳞及内脏,醋一两,茶叶二钱,共放入锅内,加水炖熟,空腹吃(一次吃不完可分两次)。治慢性肾炎。

【注意事项】痘疹、瘙痒、疥癣等皮肤病患者忌用;风热者慎服;鲤鱼鲊不可合小豆藿食之,其子不可合猪肝食之,害人;鲤鱼不可合犬肉食之。

【药理作用】鲤鱼含蛋白质(食部每 100 克约含 17.3 克)、脂肪、谷氨酸、甘氨酸、组氨酸等多种氨基酸,钙、磷、铁等多种微量元素和多种维生素等成分。鲤鱼是提取二十碳五烯酸(eicosapentaenoic acid,EPA)和二十二碳六烯酸(docosahexoenoic acid,DHA)的主要原料。EPA 和 DHA 具有降血压、降血脂、抗血栓、降低血液黏度等药理作用。

【文献选辑】

《诗经》:岂其食鱼,必河之鲤。

《清稗类钞》:宁夏之鲤,隆冬渔师凿冰,取以致远。然肉粗味劣,与南中产者无殊,非若豫省黄河中所产者,甘鲜肥嫩,可称珍品也。

《河洛记》:伊洛鲂鲤,天下最美;洛口黄鱼,天下不如。

《出歌》:茱萸出芳树颠,鲤鱼出洛水泉。

《洛阳伽蓝记》:伊洛鲤鲂,贵于牛羊。

【特色优势】郑州黄河鲤鱼体呈梭形,侧扁而腹圆,头背间呈缓缓上升的弧形,背部稍隆起。体侧鳞片金黄色,背部稍暗,腹部色淡而白。臀鳍、尾柄下叶呈橙红色,胸鳍、腹鳍呈橘红色。整个鱼体健康,活力好,体态匀称,无畸形,无脱鳞,无出血、无异味。

郑州黄河鲤鱼肉中含有较高的蛋白质和鲜味氨基酸,还含有丰富的微量元素磷、锌、铁、钙、硒及维生素 A、维生素 E 等。每 100 克鱼肉中含有蛋白质 17~19 克、谷氨酸 2.9~3.0 克、赖氨酸 1.8~1.9 克、钙 23~26 毫克、磷 18~21 毫克、铁 0.5~0.7 毫克、锌 0.7~0.8 毫克、硒 0.021~0.023 毫克、维生素 A 27～29 国际单位、维生素 E 0.6～0.8 国际单位。

【源起与传承】鲤鱼是淡水鱼中养殖历史最悠久的鱼类,其肉质"甘、鲜、肥、嫩",是上好的食材。《诗经·陈风》曰:"岂其食鱼,必河之鲤。"鲤鱼是宴席上非常重要的一道菜,民间素有"无鲤不成席"的说法。鲤鱼也是一味药材。《神农本草经》将其列为上品;《本草纲目》中记载,鲤鱼胆、血、肠、子、目、骨、鳞、皮、齿、脑髓、脂皆可入药。

鲤鱼还是我国流传广泛的吉祥物之一。年年有余(鱼)、吉庆有余(鱼)的年画,是人们对美好生活的祝贺和期许;赠鲤以示祝贺由来已久。《孔子家语·本姓解》记载:"(孔子)至十九,娶于宋之上官氏。生伯鱼。鱼之生也,鲁昭公以鲤鱼赐孔子,荣君之贶。故因以名曰鲤,而字伯鱼。"意思是孔子 19 岁时娶妻,之后生子,鲁昭公得知消息后就派人送鲤鱼表示祝贺,孔子感到十分荣幸,因此给儿子取名为鲤,字伯鱼。

鲤鱼象征着吉祥、善良、坚贞和勤劳。"二十四孝"故事感人至深,其中"卧冰求鲤"和"涌泉跃鲤"两则故事都与鲤鱼有关。"琴高乘鲤""鲤鱼跳龙门"等传说故事,更是赋予了鲤鱼传奇般的神话色彩。

鲤鱼分布范围广,北到黑龙江、南至珠江流域都产鲤鱼,而黄河鲤鱼特别是河南段所产的鲤鱼甘美肥能。"伊洛鲂鲤,天下最美;洛口黄鱼,天下不如"。黄河鲤鱼独特的风味与其所处的水质和地理环境有关。根据 1973—1975 年当时的河南省水利局、新乡师范学院生物系组织的黄河鲤鱼调查,河南境内自孟津到范县的河段中,唯一的一处固定产量场位于巩县(今郑州市巩义市)伊洛河入黄河口处。黄河自河南孟津以下冲出峡谷进入平原,河床展宽,流速趋缓,河水沉淀掉粗泥沙后,泥沙成分主要为细颗粒物,形成了弱碱性、高钙、界面效应强、自净作用强的特有水质,只有在这一段也就是郑州段黄河里生长的黄河鲤鱼才是正宗的。好的食材必然能烹饪出好的菜肴,糖醋软熘鲤鱼焙面是豫菜传统十大名菜之一,糖醋熘鱼和焙面搭配成肴,有"先食龙肉,后食龙须"之说,已有百年历史。

时至今日,"古法养鱼"模式培育的黄河鲤鱼遵从自然之道,符合鱼的自然习性,"黄河谷""黄河金""孤柏嘴"等黄河鲤鱼品牌得到消费者认可。郑州市人民政府把黄河鲤鱼作为城市名片,扶持水产企业做优做强黄河鲤鱼品牌,开启新时代黄河鲤鱼跃龙门的传奇。

2007 年,国家在黄河郑州段划定了黄河鲤国家级水产种质资源保护区。

2012 年,原农业部认定郑州黄河鲤鱼为"国家农产品地理标志保护产品";2019 年 11 月 15 日,郑州黄河鲤鱼入选中国农业品牌目录。

【历史传说】在我国,关于鲤鱼的传说有很多,"鲤鱼跃龙门"就是其中之一。据《埤雅·释鱼》记载:"俗说鱼跃龙门,过而为龙,唯鲤或然。"说的就是黄河鲤鱼跳过龙门而变成龙的故事。

很久以前,龙门还未凿开,伊水流到这里被龙门山挡住了,就在山南积聚了一个大湖。居住在黄河里的鲤鱼听说龙门风光好,都想去观光。它们从孟津的黄河里出发,通过洛河,又顺伊河来到龙门水溅口的地方。但龙门山上无水路,上不去,它们只好聚在龙门的北山脚下。"我有个主意,咱们跳过这龙门山怎样?"一条大红鲤鱼对大家说。"那么高,怎么跳啊?""跳不好会摔死的!"伙伴们七嘴八舌拿不定主意。大红鲤鱼便自告奋勇地说:"我先跳,试一试。"只见它从半里外就使出全身力量,像离弦的箭,纵身一跃,一下子跳到半天云里,带动着空中的云和雨往前走。一团天火从身后追来,烧掉了它的尾巴。它忍着疼痛,继续朝前飞跃,终于越过龙门山,落到山南的湖水中,一眨眼就变成了一条巨龙。山北的鲤鱼们见此情景,一个个被吓得缩在一团,不敢再去冒这个险了。这时,忽见天上降下一条巨龙说:"不要怕,我就是你们的伙伴大红鲤鱼,因为我跳过了龙门,就变成了龙,你们也要勇敢地跳呀!"鲤鱼们听了这些话,受到鼓舞,开始一个个挨着跳龙门山。可是除了个别的跳过去化为龙以外,大多数都过不去。凡是跳不过去的,从空中摔下来的,额头上就落一个黑疤。直到今天,这个黑疤还长在黄河鲤鱼的额头上呢!

到了唐代,"诗仙"李白在《赠崔侍郎》诗中写道:"黄河二尺鲤,本在孟津居。点额不成龙,归来伴凡鱼。故人东海客,一见借吹嘘。风涛傥相见,更欲凌昆墟。"以黄河之鲤作喻,含蓄地表达了怀才不遇的郁闷之情。后人则以"鲤鱼跳龙门"比喻中举、升官等飞黄腾达的意外之喜。

参考文献

[1]高莉莉,惠富平.中国古代鲤鱼历史文化探析[J].农业考古,2020(1):138-145.

[2]于璐.今日食得黄河鲤,明日腾空跃龙门[J].河南农业,2013(17):19.

第二节　名药名方

健儿药丸（肥儿丸）

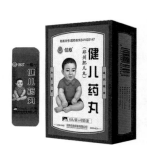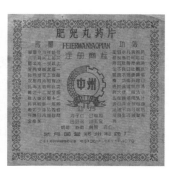

【来源】本方源于晚清名医张希曾（1835—1908年），俗名"黄块药"；后由张传于郑州卢医庙道士卢本固（1831—1929年）；卢晚年传于徒弟刘善修（1885—1971年）；刘与其妻魏善夫又增加两味药物，并改制成丸，民间习称"卢医庙肥儿丸"。1956年，刘将秘方献给政府，由郑州中药厂（现河南信心药业有限公司）生产，名为"肥儿丸药片"，后更名为"健儿药丸"。

【组成】巴豆霜、郁金、苦杏仁（炒）、雄黄、使君子仁、甘草、蜂蜡等。

【功效】破积驱虫，开胃进食。

【主治】用于小儿食积、乳积，发热腹胀，呕吐滞下及腹痛等症。对于儿童积食引起的发热，疗效突出。亦适用于成人便秘的治疗。

【制备方法】制为丸剂。每丸重0.05克。

【用量用法】小儿6个月以上一次半丸，1~2岁1丸，而后每周岁增加1丸，13岁至成人服12丸。每日1次，口服。

【临床应用】李建光应用健儿药丸治疗小儿食积发热94例，总有效率为94.68%，体温恢复正常时间为（52.16±8.55）小时，均明显优于对照组。梁晓兰等临床观察证实，妇产科腹部术后口服健儿药丸可有效促进胃肠功能恢复，促进患者术后康复。

【说明】①本方含巴豆霜和雄黄,须在医师指导下服用;②服药期间应忌生冷、腥荤食物;③偶见腹痛、腹泻等不良反应。

参考文献

[1]张希.卢医庙[J].中国民族博览,2019(13):57-61.

[2]刘德玺.卢道士和郑州卢医庙肥儿丸[J].中国道教,2011(3):42.

[3]李建光.健儿药丸治疗小儿食积发热的效果观察[J].中医临床研究,2016,8(19):114-115.

[4]梁晓兰,杨丽娜.健儿药丸用于妇产科腹部术后肠功能恢复的临床观察[J].中国社区医师,2015,31(1):109,111.

婴儿健脾散(婴儿素)

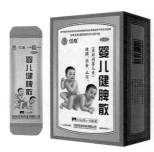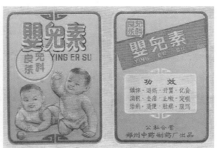

【来源】本方源于河南省儿科名医苗培显(一作苗丕显)。1949年研制成功,原名"婴儿素"。1956年,苗培显将首创的"婴儿素"献给政府,由郑州中药厂(现河南信心药业有限公司)生产,后更名为"婴儿健脾散"。1997年载入《中华人民共和国药典》。1984年被评为河南省优质产品。

【组成】白扁豆(炒)、白术(炒)、山药、鸡内金(炒)、木香(炒)、川贝母、人工牛黄、碳酸氢钠。

【功效】健脾、消食、止泻。

【主治】用于婴幼儿消化不良,乳食不进,腹胀,大便次数增多。

【制备方法】制为散剂。每袋装0.5克。

【用量用法】1~3 岁一次 1~2 袋,周岁以内一次半袋。每日 2 次,口服。

【临床应用】徐虹等用妈咪爱联合婴儿健脾散治疗婴幼儿抗生素相关性腹泻 30 例,总有效率为 96.67%,明显优于单纯妈咪爱治疗对照组,说明中西医结合治疗本病,在调整肠道微生态平衡的同时,能够有效改善婴幼儿消化功能。乔学军则应用婴儿健脾散治疗小儿反复呼吸道感染 32 例,总有效率为 96.8%,说明健脾益气和胃也是治疗本病的有效途径之一。

【药理作用】婴儿健脾散可有效提高大黄所致脾虚小鼠的免疫力,加快其胃肠蠕动速度,提高小肠推进率;促进喂饲精炼猪油脂及卷心菜所致饮食失节脾虚小鼠体重的增长,改善其泄泻、纳呆、反应迟钝、被毛枯槁等症状及饮食量。

【说明】①本品适用于大便次数增多,粪质稀气臭,含有未消化之物,乳食少进的患儿;②服药期间,忌食生冷、辛辣食物;③服用本品时可用温开水调成羹状后服用,也可用奶共服。

参考文献

[1]徐虹,胡自然,杨军红.中西医结合治疗婴幼儿抗生素相关性腹泻[J].中华医院感染学杂志,2011,21(6):1144.

[2]乔学军.婴儿健脾散治疗小儿反复呼吸道感染 32 例[J].陕西中医,2010,31(3):308-309.

[3]张红莲,周可军,尹明江.婴儿健脾散对实验性小鼠脾胃功能的影响[J].中国实验方剂学杂志,2005,11(1):60-61.

妇康丸（回生丹）

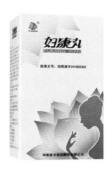

【来源】本药源于清道光年间"老广德堂"的七世祖传宫廷秘方。内含四君子汤、四物汤、生化汤、下瘀血汤、越鞠丸、失笑散等古方精华。1969 年经由密县中药厂（后更名为郑州豫密药业股份有限公司，现名为河南康祺药业股份有限公司）对妇康丸进行挖掘整理，精选名贵中药，采用现代科学技术精制而成。1973 年报经原河南省卫生厅批准批量生产。1998 年获得"国家中药保护品种"称号。

【组成】白术（土炒）、党参、茯苓、苍术（米甘水炙）、川芎（酒炙）、熟地黄、川牛膝、蒲黄、香附、乳香（麸炒）、木瓜、延胡索（醋炙）、高良姜、没药（麸炒）、青皮（醋炙）、地榆（炭）、当归（酒炙）、乌药（醋炙）、白芍（酒炙）、桃仁（去皮尖，炒）、益母草、羌活、山茱萸（蒸）、三棱（醋炙）、木香、陈皮、五灵脂（醋炙）、甘草、大黄（制）。

【功效】益气养血，行气化瘀。

【主治】用于产后气血不足、虚中夹瘀、寒热错杂的胁腹胀痛、腹痛、头身疼痛、恶露不绝、血晕昏迷、大便秘结、无乳等症。

【制备方法】妇康丸制为黑色水蜜丸，每袋装 9 克；通气丸制为棕色水丸，每袋装 7.5 克。

【用量用法】口服，每日 2 次。首次服通气丸 1 袋，以后 5 次，每次服妇康丸 1 袋，温开水或黄酒送服。以上为 3 天的服量。12 天为 1 个疗程，连服 3 个疗程，重症者顺延 1 个疗程，服法相同。

【临床应用】梁菲等应用妇康丸治疗药物流产后阴道出血患者 48 例，证实妇康丸能够促进子宫复旧,有效缩短阴道出血时间,并能预防药物流产并发症。赵小华观察了妇康丸对剖宫产术后胃肠功能早期恢复的效果,证实妇康丸确能促进胃肠蠕动,缩短术后排气时间,预防便秘,使进食时间提前,有利于产妇康复。

【药理作用】妇康丸对"气虚"大鼠具有降低全血黏度、血浆黏度和全血还原黏度的作用,能够明显缩短红细胞电泳时间和降低血细胞比容百分率;对"血虚"小鼠具有提高血红蛋白含量和红细胞数量的作用;对模型小鼠具有显著的镇痛作用;对便秘小鼠具有缩短排便时间、增加排便量、促进小肠推进运动的作用。

【说明】①本方可恢复女性子宫生理功能,有效提高女性自身免疫力;②本品可广泛用于自然分娩、剖宫产、早产、自然流产、人工流产、中期引产、计划生育术后等引起的多种病症;③服药期间,忌食鲜物、生冷、腥荤。

参考文献

[1]梁菲,宋艳,王瑜.药物流产后口服妇康丸的临床疗效观察[J].中国妇幼健康研究,2018,29(4):532-535.

[2]赵小华.妇康丸对剖宫产术后胃肠功能早期恢复临床观察[C].福州:中华高血压杂志社,2015.

[3]李宗铎,顾丽娅,刘根良,等.妇康丸药理作用的研究[J].北京中医药大学学报,1997,20(6):40-42.

消毒化毒汤

【来源】清代田净意《瘟疫安怀集》。

【组成】荆芥二钱,防风一钱五分,黄芩一钱五分,甘草一钱,牛蒡子一钱,知母三钱,石膏(煅)一钱五分,大黄三钱,姜三片、葱白三寸(引)。

【功效】祛风清热,解毒凉血。

【主治】"疫邪羁留皮肤间"所引起的"瘟疫微毒,表传皮肤,形如疥癣,痒不可当,破出黄水"。对于多种原因引起的皮肤瘙痒症、蚊虫叮咬后引起的继发性感染或局部淋巴结肿大等病症,可辨证选用本方。

【制备方法】水煎 2 次,混匀。

【用量用法】每日 1 剂,分 2 ~ 3 次服用。

【临床应用】全国名中医、河南省中医院毛德西教授善用本方加减治疗发际疮(毛囊炎)、虫咬皮炎、暑季皮炎等,效果显著。

【说明】若湿毒明显,可加入赤小豆、薏苡仁;若风毒明显,可加入白鲜皮、蝉蜕等药物。

附:原书歌诀

疫邪稽留皮肤间,遍身瘙痒如疥癣。

破出黄水疥药搽,不唯不愈结疥癣。

此是传表失汗证,消毒化毒汤速攒。

荆防芩草牛知母,石膏大黄姜枣煎。

参考文献

[1]田净意.瘟疫安怀集[M].曾垂义,毛德西,整理.郑州:中原农民出版社,2016.

[2]禄保平,毛开颜,毛峥嵘,等.中国现代百名中医临床家丛书·毛德西[M].北京:中国中医药出版社,2013.

[3]毛德西.消毒化毒汤加味治疗虫咬皮炎[N].中国中医药报,2002-08-05(4).

[4]毛开颜.毛德西治疗暑病经验举隅[J].辽宁中医杂志,2007,34(8):1150-1151.

五珠散

【来源】清代田净意《育婴集》。

【组成】炒玉米六钱,炒扁豆六钱,建曲四钱,炒麦芽三钱,炒砂仁三钱,炒莲肉(去心)四钱,煨肉豆蔻三钱,茯苓四钱,使君子肉三钱,陈皮二钱。

【功效】健脾益胃、消食除积。

【主治】小儿疳积症。

【制备方法】上药焙干碾碎,过筛为细末,贮瓶备用。

【用量用法】取鸡蛋 1 个,顶端开一小口,将蛋清倒出,放药末 5 ~ 7 分于鸡蛋内,搅匀,以面包裹煨熟(面干蛋熟)。小儿半岁至 3 岁食蛋每天 1 个,4 ~ 6 岁每天 2 个。30 天为一疗程。一般 1 个疗程即愈。

【临床应用】河南省"巩义市十大名中医师"翟书庆用本方治疗小儿脾虚疳积 50 多例,效果良好。据临床观察,患儿服用五珠散后,大都在 1 个月后饮食增加,面色红润,体重上升,很少发生疾病。

【说明】本方不但能除疳积,而且有强身健体作用。

参考文献

[1]田净意.育婴集[M].张海杰,王志刚,整理.郑州:中原农民出版社,2021.

[2]翟书庆.五珠散治疗小儿脾虚疳积[J].新中医,1977(1):41.

白喉散

【来源】本方为吴湛如(见"历代医家"篇)祖传方。

【组成】牛黄二分,珍珠、梅片、琥珀、硇砂各三分,血竭、象皮、龙骨、儿茶、乳香、没药各一钱,五倍子(焙黄)一两。

【功效】解毒化瘀,生肌敛疮,清咽利喉。

【主治】白喉。亦可用于治疗各种咽喉病及牙疳口疮(将方中前 5 种药量各减一半,其配制法和用法相同)。

【制备方法】上述药品各研为极细末,过细筛,称量,混合均匀。装入瓷瓶中,经一寒暑,再加梅片七厘五分,研匀呈咖啡色之散剂备用。

【用量用法】局部外用。用吹粉器撒于咽及扁桃腺有伪膜处,5 ~ 15 分钟,令漱口。一日喷撒 2 ~ 3 次,每次用药 2 ~ 3 回,每次剂量视伪膜大小而增减,至症状消失细菌阴性为止。

【临床应用】一般 2 ~ 6 天伪膜即消失,细菌培养转为阴性。多数病人 3 ~ 4 天即恢复正常。西安市第八医院曾用本方治疗白喉 32 例,多数病例自觉症状 1 ~ 3 日消失,3 日后恢复正常。

【药理作用】对白喉棒状杆菌具有显著的杀灭和生长阻抑作用,并具有较强的抗毒素作用。

【说明】本方应早期应用。因及早杀灭局部细菌,即可制止其继续产生外毒素。

参考文献

[1]李希圣.白喉散[J].中药通报,1957,3(1):18.

[2]郗雅俐.白喉散治疗白喉 32 例的疗效观察[J].中医杂志,1957(5):239-240.

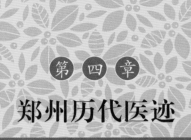

第四章
郑州历代医迹

在我国历史上,郑州曾五代为都(夏、商、管、韩、郑),八代为州(隋、唐、五代、宋、金、元、明、清),是中华民族的重要发祥地之一。据考证,商代所建都城之一的亳城,即位于今郑州市区,前后历时 200 多年,城市面积达 25 万平方千米,是我国第一个具有国家中心城市规模的都城。鉴此,2004 年 11 月,中国古都学会通过决议,认定郑州与安阳、西安、北京、洛阳、开封、南京、杭州并称为"中国八大古都"。

据统计,郑州市域内共有文物古迹 1 400 多处,如西山古城遗址(我国最古老的城垣)、大河村遗址(我国最古老的民居套房)、关帝庙遗址(商代晚期的完整聚落)、古荥冶铁遗址(汉代世界最高的冶铁炉)、北宋皇陵(我国最完好的石刻群)、中岳庙宋代铁人(我国古代最大的铁人)、观星台和郭守敬的"八尺之表周公测景台"(世界上最早的天文台)、少林寺塔林(我国最大的塔林)、嵩岳寺塔(最早的砖塔)、二七纪念塔(最高的双塔)等。这些文物遗存既是郑州厚重历史的沉淀,也是华夏文明的重要标志。

郑州自然景观壮美、古朴,既有黄土丘陵和冲积平原的神韵、中岳嵩山的峰峻谷幽,又有黄帝故里的庄重祥和、列子御风而行的潇洒飘逸。在这里,自然与人文完美地交融在历史的长河之中。20 世纪 90 年代,郑州市以"山、河、古、根、拳"为主题,打造出独具特色的旅游资源。山,指中岳嵩山;河,指黄河;古,指古老的历史和文化;根,指中华始祖和文明诞生地,华夏祖先诞生于郑州,中华主要姓氏多起源于中原;拳,指少林武术。1998 年,郑州市入选第一批"中国优秀旅游城市";郑州市登封市于 2000 年、郑州市新郑市于 2003 年也先后入选"中国优秀旅游城市"。

郑州历史遗迹、人文景观星罗棋布,其间散落着诸多深具中医药文化底蕴的自然和人文景观。东汉时期,被后世尊为"医圣"的张仲景辞官后曾隐居登封少室山,而著成《伤寒杂病论》;至唐代,"药王"孙思邈隐于嵩山,精研医术;嵩阳书院门前的大唐碑、玉柱峰下的炼丹庵,也留下了魏晋以来道士们炼丹的佐证。"神医"扁鹊妙手回春,解民众疾病之苦,郑州上街、巩义、登封、中牟等地的卢医庙(或作芦医庙)既表达了人们对扁鹊医德医术的敬仰,也是扁鹊行医足迹的见证。曾经的"圃田春草""凤台荷香"已非当年颜色,但承载中医药文化的记忆或多或少一直存在。

本章着重介绍新郑轩辕庙、新密岐伯山、上街卢医庙、登封炼丹庵、新密药王庙、新密洪山庙、管城列子祠、登封景日畛墓等郑州域内有浓郁中医药文化的历史遗迹。这对于传承、发展和弘扬中原中医药文化、进一步坚定中华传统文化自信,必将起到良好的推动作用。

第一节　医药始祖拜轩辕

黄帝(公元前 2717 年—公元前 2599 年),出生于今河南省郑州市新郑市北关的轩辕丘,是中华民族的人文初祖,也是中华医药的创建者之一。据《史记·五帝纪》记载:"黄帝者,少典之子,姓公孙,名曰轩辕。"因长于姬水河畔,故又姓姬。因居轩辕之丘,故号轩辕氏。因建都于有熊,亦称有熊氏。也有人称之为"帝鸿氏。"因其以土德称王,土色为黄,故称黄帝。他带领先民肇造了光辉灿烂的中华文明,奠定了中华民族的根基。

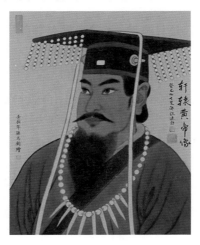

轩辕黄帝像

新郑轩辕庙(现黄帝故里景区),位于河南省郑州市新郑市市区北关,包括黄帝故里、轩辕庙、南崖宫及明代石寨墙。始建于汉代。《汉书·地理志》记载:"此山西南属禹,东北属新郑,西北属密县。上有轩辕庙,风王庙,其腹有黄帝避暑洞。"2000年被公布为河南省重点文物保护单位,2006年被公布为第六批全国重点文物保护单位。

黄帝故里是中华人文初祖轩辕黄帝的诞生地,位于新郑市老城北关。其创始年代不详,经历代修葺改建。新中国成立前仅有轩辕故里一组四合院建筑,门前有康熙五十四年(1715年)新郑县令许朝柱所立"轩辕故里"碑一通。乾隆二十九年(1764年)《重修大殿记》记述:"古传郑邑为轩辕氏旧墟,行在北有轩辕丘遗迹,乃当年故址。"20世纪80年代对轩辕故里维修,沿袭旧制,恢复了轩辕故里的山门、大殿以及左右东西配房。四合院南北长44.3米,东西宽26米。山门面阔三间9.7米,进深两间5.25米,硬山式黄色琉璃瓦剪边覆盖屋顶。

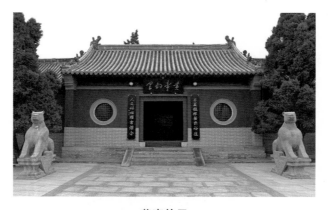

黄帝故里

轩辕庙位于新郑市西南具茨山(即始祖山)风后岭山顶,祀人文始祖轩辕黄帝。轩辕庙歇山式建筑,坐西向东,创建年代无考,明清重修。台基、墙身和屋顶均为石材构成。面阔三间7.35米,进深三间4.8米,高约5米,建筑面积40平方米。

我国自古就有"二月二,龙抬头;三月三,生轩辕"的说法。自春秋战国时期,民间就有三月三拜轩辕的活动。据《新郑市文物志·古代建筑》记述:每年农历三月三,轩辕庙旁有盛大庙会,新郑、新密、禹州等地数万群众前来登山集会拜祖。

　　值得一提的是,新郑市自 1992 年开始举办"炎黄文化旅游节";2000 年起,拜祖大典成为"中国新郑炎黄文化旅游节"的重要内容,由新郑市人民政府主办。2006 年(丙戌年),拜祖活动升格为"黄帝故里拜祖大典",每年均吸引数十万海内外华夏子孙前来郑州寻根拜祖。2008 年,国务院确定新郑黄帝拜祖祭典为第一批国家级非物质文化遗产扩展项目(编号 480 Ⅹ-32)。

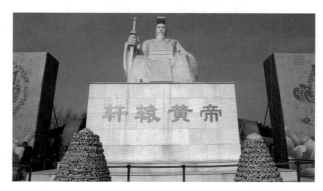

轩辕黄帝雕像

　　南崖宫位于新郑市西南风后岭南侧,原有上、中、下三宫,现仅存中宫——轩辕宫。与山顶轩辕庙石殿建筑式样相同,唯体量略小,用石雕金钱窗。

　　明代石寨墙位于具茨山风后岭顶部,周长 4 千米,由南北两座城组成,呈"8"字形连环寨城式。城墙由石块垒砌而成,依山势砌筑,宽 2～4 米,高2.5～5.0 米。目前还保存有城门多座,在南城门外门头上残存有明代修复的字迹,文字图像漫漶不清。

　　黄帝以统一华夏部落与征服东夷、九黎族而统一中华的伟绩载入史册。他治国有方,在位期间,播百谷草木,大力发展生产,始制衣冠、建舟车、制音律等。晋代皇甫谧《帝王世纪》中说:"黄帝使岐伯尝味草木,典医疗疾,今经方、本草之书咸出焉。"黄帝非常重视发展医药,曾与雷公、岐伯、伯高、少俞等讨论医学,撰成中医经典著作《黄帝内经》十八卷,因而与伏羲、神农一起,都被传为中国医药的最早创始者。

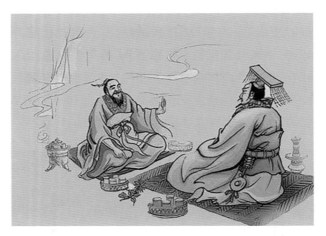

黄帝岐伯问对图

《黄帝内经》以黄帝与岐伯、雷公问对的形式阐述人体病机证治,同时,注重养性摄生、益寿延年,构建了中医学理论体系的基本框架,也为后世中医学的不断发展奠定了基础,而被尊为中医学四大经典著作之首(《黄帝内经》《难经》《伤寒杂病论》《神农本草经》)。

中国古代以"经"命名的奇书有三部:《易经》《道德经》《黄帝内经》。《黄帝内经》何以为"经"呢?

其一,《黄帝内经》是第一部中医理论经典,被公认为中医学的奠基之作。它首次系统阐述了人的生理、病理、疾病、治疗的原则和方法,为人类健康和中华民族繁衍昌盛做出了巨大的贡献。其二,《黄帝内经》是第一部养生宝典。其中讲到了怎样治病,但更重要的是讲怎样不得病,怎样健康长寿。它创造性地提出了"治未病"思想,至今仍在影响着医学的发展方向。其三,《黄帝内经》是第一部关于生命的百科全书。它以生命为中心,内容涵盖医学、天文学、地理学、心理学、社会学、哲学等,是一部围绕生命问题而展开的百科全书。

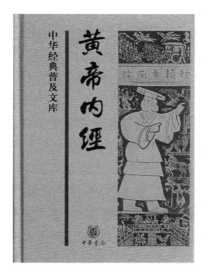

《黄帝内经》

黄帝以其对中医学的巨大贡献而被誉为"中医十大鼻祖之一",并被公认为"针灸之祖"。《黄帝内经》中详细描述了九针的形制,并大量记述了针灸理论与技术。两千多年来,针灸疗法一直在中国流行,并传播到了世界其他国家和地区,是一项影响深远的伟大医学发明,2010年,针灸被列入"人类非物质文化遗产代表作名录"。

除《黄帝内经》外,《汉书·艺文志》还记载有《黄帝外经》三十七卷;《隋书·经籍志》记载有《黄帝甲乙经》十卷、《黄帝八十一难经》(即《难经》)二卷、《黄帝众难经》一卷、《黄帝素问女胎》一卷、《黄帝明堂偃人图》十二卷,等等,惜多已亡佚。

附:2019—2021年黄帝故里拜祖大典拜祖文

1.己亥年(2019年)黄帝故里拜祖大典拜祖文

维公元2019年4月7日,岁次己亥,三月初三。全球炎黄子孙代表,汇集于具茨山下、溱水河畔,以庄严神圣之心,感恩追远之情,瞻仰轩辕黄帝故里故都。十二届全国政协副主席齐续春,谨以天下炎黄苗裔之名,祭拜中华人文始祖,恭颂伟哉黄帝之功德。

辞曰:

中华文明,源远流长。我祖勋德,万古流芳。

启迪蒙昧,开辟蛮荒。伟烈丰功,恩泽八方。

教民耕牧,五谷蚕桑。婚丧有礼,历数岐黄。

发明舟车,律吕度量。举贤任能,整纪肃纲。

修德怀远,封土固疆。肇守一统,和合共襄。

鼎新大公,中和为上。黄帝精神,民本思想。

薪火相传,世代景仰。千秋风流,代有华章。

民族复兴,百年梦想。愈挫愈奋,多难兴邦。

脱贫解困,全面小康。改革开放,盛世未央。

七十华诞,见证辉煌。站起富起,发奋图强。

天地之中,大河之南。先祖垂宪,策勉今贤。

四个着力,出彩中原。再创辉煌,郑州当先。

城市集群,辐射周边。承东启西,重任在肩。

弘扬传统,道法自然。和而不同,君子择善。

港澳来归,合力向前。两岸相望,血脉相连。

和平统一,势所必然。一个中国,蚍蜉难撼。

人类兴衰,命运相连。共为一体,唇亡齿寒。

厚德载物,俯仰皆宽。不卑不亢,至诚至善。

一带一路,文明互鉴。合作共赢,和平发展。

龙腾云起,日月经天。天长地久,四海同欢。

谨此

敬告我祖,伏惟尚飨!

2.庚子年(2020年)黄帝故里拜祖大典拜祖文

维公元二〇二〇年三月二十六日,岁在庚子,三月初三。具茨山下,中华始祖轩辕黄帝故里故都;溱水河畔,炎黄子孙庄严神圣拜祖敬宗。当新冠肺炎疫情突降,中华民族面临重大考验之时,习近平主席亲自指挥、亲自部署,亿万人民众志成城决战决胜之际,十二届全国政协副主席齐续春,谨以海内外炎黄苗裔之名,为中国和世界人民祈福,恭颂伟哉黄帝开辟文明佑我中华之功德。

辞曰:

中华文明,源远流长。赫赫始祖,恩泽八方。

启迪蒙昧,告别蛮荒。伟烈丰功,万古流芳。

教民耕牧,莳谷蚕桑。婚丧有礼,历数岐黄。

发明舟车,律吕度量。举贤任能,整纪肃纲。

修德振兵,封土固疆。肇始一统,和合共襄。

鼎新大公,中和为上。薪火相传,世代景仰。

秉承祖志,饱经沧桑。千秋风流,续写华章。

民族复兴,百年梦想。愈挫愈奋,多难兴邦。

实事求是,解放思想。与时俱进,改革开放。

脱贫解困,全面小康。不骄不躁,奋发图强。

新冠疫情,华中突降。万众一心,筑成城墙。

沧海横流,英雄本色。夙夜匪懈,民族脊梁。

昆仑巍峨,江河浩瀚。先祖垂宪,策勉今贤。

天地之中,大河之南。再创辉煌,无愧祖先。

埋头苦干,奋勇争先。郑州引领,出彩中原。

城市集群,辐射周边。承东启西,重任在肩。

黄河文化,文明之源。乃根乃魂,世代承传。

自强不息,共克时艰。厚德载物,俯仰皆宽。

日月经天,慎终追远。炎黄子孙,一脉相传。

两岸四地,血脉相连。和衷共济,唇亡齿寒。

和而不同,君子择善。一个中国,蚍蜉难撼。

崇尚和平,关爱自然。拳拳之心,天地可鉴。

人类兴衰,命运相连。共为一体,息息相关。

一带一路,文明互鉴。合作共赢,和平发展。

大河滔滔,嵩岳苍苍。龙腾云起,地久天长。

敬告我祖,伏惟尚飨!

3. 辛丑年(2021年)黄帝故里拜祖大典拜祖文

维公元二〇二一年四月十四日,岁在辛丑,三月初三。具茨山下,春和景明;溱水河畔,万象更新。值此迎接中国共产党百年华诞之时,习主席领导脱贫攻坚取得全面胜利之际,第十二届全国政协副主席齐续春,谨以海内外炎黄子孙之名,以庄严神圣之心,追远感恩之情,为中国和世界人民祈福,恭颂我人文始祖轩辕黄帝肇造文明、护佑中华之功德。

辞曰：

天地玄黄，宇宙洪荒。华夏根脉，源远流长。

启迪蒙昧，文明初创。我祖勋德，恩泽八方。

教民耕牧，莳谷蚕桑。婚丧有礼，历数岐黄。

舟车指南，律吕度量。举贤任能，整纪肃纲。

修德怀远，封土固疆。肇始一统，和合共襄。

鼎新大公，民本为上。黄帝精神，世代景仰。

薪火相传，饱经沧桑。千秋风流，续写华章。

民族复兴，百年梦想。愈挫愈奋，多难兴邦。

实事求是，解放思想。与时俱进，改革开放。

脱贫攻坚，全面小康。胜非其难，持之者昌。

大国战疫，举世无双。万众一心，铁壁铜墙。

沧海横流，英雄本色。夙夜匪懈，民族脊梁。

黄河文化，文明之源。乃根乃魂，世代承传。

九州之央，大河之南。先祖垂宪，策勉今贤。

领袖嘱托，出彩中原。再创辉煌，逐梦为先。

城市集群，高质发展。承东启西，重任在肩。

自强不息，共克时艰。厚德载物，俯仰皆宽。

两岸四地，血脉相连。和衷共济，休戚相关。

祖国统一，势所必然。一国两制，前途无限。

人类兴衰，息息相连。和而不同，文明互鉴。

一带一路，至诚至善。合作共赢，和平发展。

各美其美，君子择善。美美与共，举世同欢。

大河滔滔，嵩岳苍苍。龙腾云起，地久天长。

振兴中华，无上荣光。敬告我祖，伏惟尚飨！

参考文献

[1]司马迁.史记[M].北京:中华书局,1982.

[2]皇甫谧,宋翔凤,钱宝塘.帝王世纪·山海经·逸同书[M].沈阳:辽宁教育出版社,1997.

[3]张志聪集注.黄帝内经[M].哈尔滨:黑龙江科学技术出版社,2001.

[4]孙灵芝,周立群.《黄帝外经》研究现状[J].西部中医药,2017,30(10): 45-47.

[5]柳长华.《黄帝八十一难经》的编纂[J].中国典籍与文化,2001(3): 38-42.

第二节　中医之源岐伯山

岐伯山位于河南省新密市苟堂镇南部,在方沟村与槐树岭交界处,属大鸿山余脉,海拔314.6米。与巍巍具茨山相比,虽然是个很不起眼的小山岭,但"岐伯山"之名却代代相传,妇孺皆知。相传它是黄帝召集天下名医开展医药研究的基地,是岐伯著书立说、研创《黄帝内经》的地方,是中华医药之源、医学圣地。正所谓"山不在高,有仙则名"。

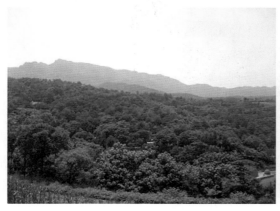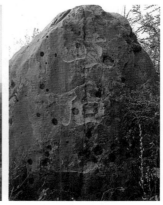

岐伯山

岐伯呢,则是上古时期(黄帝时代)著名的医学家、博学家,被后世尊称为"华夏医学始祖"。他本是西北人(有陕西岐山说、四川盐亭说、甘肃庆阳说等3种说法),少而神灵,长而博识,厚道谦恭,睿智超群。善观天地自然,懂音乐,会乐器,才智过人。为给老百姓治病疗伤,他四处寻访,遍尝草木,成为精于脉理、名震一时的医家。

据南宋罗泌所撰《路史》记载:"古有岐伯,原居岐山之下。黄帝至岐见岐伯,引载而归,访于治道。"黄帝为治天下,西巡访贤,见岐伯聪颖惠敏,学识渊博,便拜岐伯为天师。清代名医张隐庵《黄帝经世素问合编》中说:"天师,尊称岐伯也。天者,谓能修其天真;师乃先知先觉也。言道者,上帝之所贵,师所以传道而设教,故称谓曰天师。"

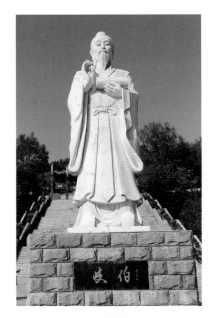

岐伯像

岐伯到有熊(为黄帝的国号;也是黄帝所建之都的名称,故址在今河南省郑州市新郑市)之时,正值黄帝九战九败于蚩尤,军队元气大伤,士气十分低靡。岐伯说:"励兵鼓气,莫良于樂(乐)。樂(乐)者,藥(药)也。"于是黄帝就命岐伯发明金镯、金铙、号角等乐器,作了许多雄壮的乐曲,教出了一支乐队。岐伯指挥演奏,各种乐器轻重缓急,时如仙乐缭绕,时如巨雷轰顶,令伤者凝神忘痛,健者勇气倍增。在白寨镇摩旗山,有弹唱沟、乐台庙等黄帝乐院旧址,是岐伯发明音乐鼓舞士气的地方。黄帝得岐伯,乐以鼓气,药以疗伤,全军士气空前高涨,连战皆捷,终斩蚩尤胜炎帝,得胜凯旋。

黄帝统一天下后,医治战争创伤、抚慰民生疾苦便成为头等大事。于是他率领岐伯与一批名医一起研究医术,探讨医道。我国现存成书最早的一部医学典籍《黄帝内经》,就是以黄帝和岐伯答问为主要形式,以黄帝和岐伯之名所著。它创立了中医学的基本理论,被称为中医学的经典著作之一。据统计,《黄帝内经》所记述的医家,除岐伯外还有伯高、鬼臾区、少师、少俞、雷公等,皆是当时著名医家。其中鬼臾区又名大鸿,是黄帝的领军之将,也是一位医家。他佐黄帝"发明五行,详论脉经,究其义理,以为经论",因屯兵驻守具茨山,遂以岐伯为师,并成为岐伯得力助手。

因《黄帝内经》传说主要是黄帝和岐伯所作,故又称为"岐黄家言";中医之术也被称为"岐黄之术",中医从业者则被称为是"岐黄传人"。由此看来,岐伯山确与郑州有着极深的历史渊源,以"岐伯山"命名在郑州航空港区建成的"小汤山"医院,也就不难理解了,而且可谓是意味深长。

岐伯山上遍布岐伯遗迹。岐伯洞,相传为岐伯旧居;大臣沟,因岐伯是黄帝大臣而得名;岐伯泉,是岐伯浇灌药苗的水源;晒场,因岐伯曾在此晾晒、挑拣中药而得名;花子岭因岐伯在此种植金银花而得名,至今岭上还有野生金银花;张老岭,相传药工张老在此为岐伯种药。山顶有岐伯墓,坟冢高大,群峰相环,东西有河。墓前有"台子地",是给药王岐伯唱戏的戏台;台子地前有"条盘地",是摆放供品的地方。

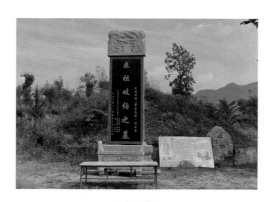

岐伯墓

山下有岐伯庙。相传岐伯去世后,当地百姓感念他的功德,就建庙祭祀供奉,并敬他为药王,因此岐伯庙也称为"药王庙"。岐伯庙历代庙宏客多,香火不断。"文化大革命"时期,岐伯庙被夷为平地,对岐伯的纪念活动也由此终止。如今在旧址上,又将岐伯庙重建,天师岐伯又重新享受他造福的后代子民的供奉。

　　岐伯山土质肥厚,山形饱满,满山上下皆是野生药材。据当地研究者统计,岐伯山共有植物药 170 多种,动物药 5 种,矿物药 2 种。常用中药材如丹参、延胡索、紫苏、藿香、牛膝、远志、薄荷、仙鹤草、益母草等,在这里唾手可得。这也是岐伯进行医药实验、研究药性药效的有力证明。而在这个山村生活的老人也多长寿。

附:重修岐伯墓记

　　岐伯,黄帝之臣,上古之名医也,战国之际人。托其名与黄帝对话而成《内经》一书,向为医家之经典。故岐伯一词,向为中医药之代称。岐伯之里间向无定论,全国有三处皆声言为是。然有黄帝与岐伯遗迹并存之地者,唯新密市苟堂镇岐伯山一处。此山在苟堂镇西南五六里,登山四望,山峦起伏,沟壑纵横。东有大隗山遥遥在望,大隗,乃黄帝垂询之真人;南有大鸿山势压南天,大鸿,系黄帝之重臣;东北黄帝宫力牧台,亦在视野之内,乃黄帝演习卦阵之所。岐伯山不高,而蜿蜒幽深,以盛产药材异于它山。更有甚者,山麓有岐伯泉清水泠泠,山怀有岐伯洞可息可楼,山北首岐伯墓(俗称药王坟)岿然犹存。岐伯之遗迹历历可陈,此处实岐伯栖息、行医、制药之地,公认为岐伯第二故乡。公元二零一零年十一月,中国中医药史研究会特命名新密市为岐黄文化发祥圣地。自轩辕黄帝以来五千余年,中华民族得以繁衍生息,中医药之功用可谓大矣! 岐伯实为中医之鼻祖,其术乃中医之源,此人此地岂可忽哉? 当地政府修整岐伯墓,遍植树木并树碑以示尊崇。特为文。

李铁城撰书

新密市人民政府 苟堂镇人民政府　立

公元二零一一年十月九日

参考文献

[1]张立.中医之源岐伯山[N].郑州日报,2014-02-13(7).

[2]张怀洲.岐黄圣地岐伯山[EB/OL].2018-12-07[2020-02-25].http://www.fengsuwang.com/minjian/qiboshan.asp.

［3］岐伯山的地理条件［EB/OL］.2018－12－05［2020－02－25］.http://www.
　　xmlywhw.com/content－74－448－1.html.

［4］张葆英.陇上人物・岐伯［N］.甘肃日报,2018－05－16(10).

第三节　千年郑州卢医庙

卢医,姓秦,名越人,是春秋末期至战国时期著名医学家。《史记・扁鹊仓公列传》正义引《黄帝八十一难序》云:"秦越人与轩辕时扁鹊相类,仍号之为扁鹊。又家于卢国,因命之曰卢医也。"他拜师长桑君学医,学成后周游列国,每到一处行医治病,手到病除,被奉为神医扁鹊。

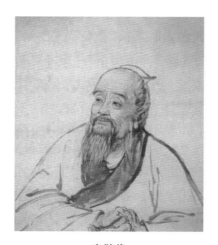

扁鹊像

卢医庙(一作芦医庙),又名扁鹊祠,就是为纪念神医扁鹊而建的。郑州上街卢医庙位于上街区峡窝镇上街村,距离郑州市区约50千米,系1987年确定的第一批郑州市重点文物保护单位。据传初建于西汉洪嘉三年(公元前18年),距今已有2 000多年历史。宋、明、清历代皆有重修;最近一次则是在光绪年间。1952年前后这里曾作为学校使用,后来这里就被作为粮仓,沿用至今。2017年,经当地文物部门重新修缮,卢医庙终于焕发新生。

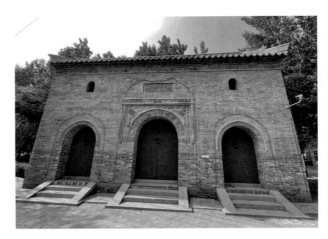

卢医庙

卢医庙坐北朝南,原有规模 5 000 平方米,围绕中轴线,由南到北依次有山门、钟鼓楼、长桑阁、卷棚、老君殿等建筑,庙内主要供祀"敕封神应王"扁鹊,而后历代名医也依次左右列内受祀。现存建筑只剩山门、长桑阁、大殿、卷棚等。走进大殿,面阔 5 间,东西长 16.2 米、南北宽 10.85 米,硬山灰瓦,正脊和垂脊尚存部分脊饰。大殿内的许多大木殿柱依然保存完好,历经数百年而不腐,实为优质木材。卷棚长 6.2 米,宽 10 米。

曾经的粮仓把长桑阁和山门隔断开来。传说,长桑阁的名字源自扁鹊的老师长桑君。长桑阁面阔 3 间,高为 2 层,东西长 8.98 米,宽 5.68 米,两面坡灰瓦顶,两山墙封山等处嵌有较精美砖雕。另存部分明清重修碑碣。

有老百姓不断来此烧香祈福,这与卢医庙的历史有关。古代的上街村是周代东虢国的名区,是古成皋县的名镇,是汜水镇虎牢关的东大门。传说当年虢太子病危,后因扁鹊在这里使虢太子起死回生,虢太子为报恩德在此建卢医庙。上街村民郑茂壮回忆道:"我们小时候扁鹊祠是金碧辉煌的,有琉璃瓦嘛。老人都说,这里被太平天国北伐军烧过,而门外的工业路,以前就是去西安的官道。"

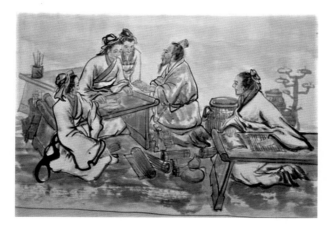

扁鹊行医图

据说，"上街"的名字也是从这个卢医庙而来。扁鹊祠建成后，附近百姓有了灾病，都来这里祭拜，十分灵验。后来围绕着这个扁鹊祠，慢慢形成了一个药材集散市场。每年农历四月、十月，还有为期各半个月的药材交流大会。久而久之，卢医庙周围逐渐形成了热闹的街市，成为闻名全国的药材市场。药商来自黑龙江、吉林、辽宁、云南、贵州、四川、宁夏、甘肃等地，上街村成为全国名贵药材的集散地。而从黄河孤柏渡向扁鹊祠这里来，地势逐渐升高，有一条必经之路就像滑梯一样倾斜，从下到上，所以外地人去扁鹊祠药市走这条路，都说是"走上街"，把去扁鹊祠说成去上街。渐渐地，人们就把这一带称为"上街"了。

上街村支书周世红说，对卢医庙进行保护性利用，村民们都很支持，修缮过程中还自发前往义务除草。当地文保志愿者王建锋也在为卢医庙的新生做着各种努力。在他看来，卢医庙有条件成为中医药教育基地，让更多人知道上街和中医药相关的历史，传承传统文化。

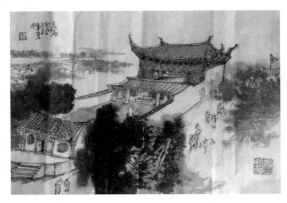

著名画家李可然再传弟子蔡长海画作《卢医庙》

　　闻名于世的"郑州肥儿丸"（现名"健儿药丸"，民间俗称"卢医庙肥儿丸"）也与卢医庙有着千丝万缕的联系呢！清同治年间，登封中岳庙道士卢本固四方云游，栖身郑州卢医庙。晚清名医张希曾（1835—1908 年）住在庙东的巷中，因崇尚道教，与卢为友。他见卢生活拮据，就将自己多年研制的儿科良药"肥儿丸"配方秘传于他。卢老道将"肥儿丸"制成后，药效灵验，购者如云。卢慈悲为怀，赈济众生，坚持薄利多销，买一赠一，对于贫穷无钱者也让吃药。卢晚年将药方传给徒弟刘善修；新中国成立后刘又将配方无偿献给国家。至今，提起"肥儿丸"，郑州乃至中原一带老百姓还津津乐道呢！

　　据调查，除郑州上街卢医庙外，在郑州境内尚有平等街卢医庙（旧址位于今管城回族区平等街北头路西，古称卢医庙街，现为郑州市第三中学校园）、大王芦医庙（旧址位于今惠济区花园口镇申庄村南）、中牟卢医庙（旧址位于今中牟县九龙镇芦医庙村）、巩义卢医庙（位于今巩义市回郭镇卢医庙村）；在河南省境内尚有镇平卢医庙（古庙位于今镇平县卢医镇）、尉氏县扁鹊庙（旧址位于今尉氏县大营镇卢医庙村）。足见卢医扁鹊医术之高明及对后世影响之大。

附：《上街村卢医庙》（作者：李国华）

战国卢邑秦越人，医名扁鹊技超群。

医德医术后世敬，世代立庙香烛焚。

庙院十亩殿宇在，巍然犹把壮观存。

荥阳十景庙会盛，乡老指顾几重门。

参考文献

[1]郑州两千多年历史的卢医庙修缮完毕 盼利用性保护[EB/OL].[2020−
  02−22].https://henan.qq.com/a/20170802/040145.htm#p=1.
[2]刘德玺.卢道士和郑州卢医庙肥儿丸[J].中国道教,2011(3):42.
[3]张希.卢医庙[J].中国民族博览,2019(13):57−61.

第四节 太室山下炼丹庵

炼丹,是古人为追求"长生"而炼制丹药的方术,原指将朱砂置于炉中炼制。后有内丹、外丹之分。以气功修炼人体精、气、神谓之内丹;以炉火烧炼药石谓之外丹。

魏晋时期葛洪就是一位精通炼丹术的著名医药学家。《晋书·葛洪传》云:"从祖玄,吴时学道得仙,号曰葛仙公,以其炼丹秘术授弟子郑隐。"《至德县志》载:"晋朝丹阳人葛洪,尝炼丹于留山。"

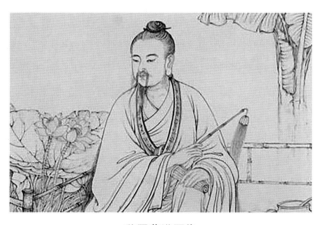

魏晋葛洪画像

唐代诗人、具有"诗仙"之称的李白,对炼丹术也十分热衷,甚或是有些痴迷。有诗为证:"闭剑琉璃匣,炼丹紫翠房"(《留别曹南群官之江南》);

"炼丹费火石,采药穷山川"(《留别广陵诸公》),等等。

天宝二年(743 年),李白又写了一首诗,名曰《赠嵩山焦炼师》。李白在诗序中说:"嵩丘有神人焦炼师者,不知何许妇人也。又云生于齐梁时,其年貌可称五六十。常胎息绝谷,居少室庐,游行若飞,倏忽万里。世或传其入东海,登蓬莱,竟莫能测其往也。余访道少室,尽登三十六峰,闻风有寄,洒翰遥赠。"

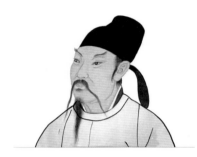

"诗仙"李白

诗中所说的焦炼师是一位著名的女道士。想来她的修炼丹法应该已达到很高深的境界,所以唐代诗人李颀、王昌龄、钱起都曾作诗寄赠给她。李白因造访焦炼师而尽登少室三十六峰,结果连焦炼师的影子也没有见到,更没有得到他梦想的仙丹,所以也写诗遥寄给她。这首诗充分体现了唐代文人的崇道之风,也体现出了李白诚心求道及对自由和长生的热烈向往之情。

李白所要寻访的焦炼师,她的炼丹之所应该就是今天我们所能见到的炼丹庵吧。

炼丹庵位于登封市太室路与少室路交叉口北 50 米嵩阳景区内,也就是嵩山太室山玉柱峰东断崖下,中岳行宫西南 50 米处登山步道西侧,西依玉柱峰,南临峻极宫,北望舍身崖。历史上一直由登封所管辖,2009 年被确定为第二批郑州市重点文物保护单位。炼丹庵创建于何时已不可考,现存建筑应为明清时期由后代道士及善男信女共同建造而成。

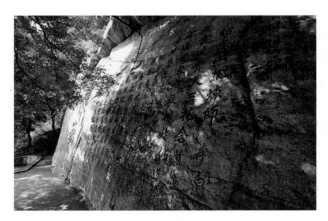

李白《赠嵩山焦炼师》诗文石刻

炼丹庵用硅石块垒砌而成,平面为圆形,直径4.9米,高2.8米,外形呈圆丘状,庵的南面有一扇门,高1.5米,宽0.8米,庵内供奉有神像,庵上约2米处的断崖上有后人篆刻的"炼丹庵"三个大字。

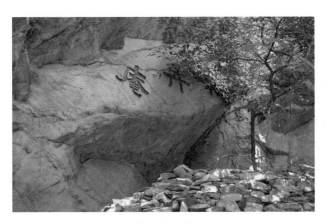

炼丹庵崖壁

距离炼丹庵不远处,还有一处"仙人采药"景观。它位于太室山嵩门待月处桂轮峰南端,这里有一处岩石特别突出,酷似一位束发宽衣、身背药篓的老人,脸略东北看,一手抓着药苗,一手高举小镢,正在采药。仙人采药的故事,来自民间传说和嵩阳书院大唐碑文,记述了嵩阳观道士孙太冲为唐玄宗李隆基采药炼仙丹的故事。李白曾赋诗云:"仙人多古貌,双耳下垂肩;嵩岳逢汉武,疑是九嶷仙;我来采菖蒲,服食可延年;言终忽不见,灭影入云烟;喻帝竟莫悟,终归茂陵田"(《嵩山采菖蒲者》)。

　　1924 年 1 月 19 日,清末"戊戌变法"代表人物康有为一行登中岳绝顶峻极峰,环视山下由近及远的箕河、颖河、洛河,尽收眼底。因山路崎岖陡峭,加之山上雪深不便行走,扪石而至炼丹庵时,已不辨色。往上看,只见悬梁一线,下边是绝壑千尺。在进退无路中,疲倦已甚,发现岩峰左侧有一石窟洞,无奈就只好夜宿这里,拾些树枝燃火取暖和爨食。稍事休息用餐后,康有为诗兴顿发,随感而咏《夜宿逍遥石窟》诗一首:"乱石青山里,悬崖枕藉时。仙人原有宅,醉语亦成诗。夜静听雪崩,山空闻折枝。平明出谷口,险尽尚惊疑。"为炼丹庵又平添了些许雅致。

　　事实上,"丹"也是中药的一种常见剂型,古今诸多中医方剂都名之曰"丹",以示灵验,如天王补心丹、甘露消毒丹、七宝美髯丹、至宝丹、大小活络丹等。但这些方药,主要由动植物药配制而成,与本来意义上的"丹"毫不相干,只是借用"丹"名而已。古代炼丹术对后世的深刻影响,由此可见一斑。

　　如今,到炼丹庵游玩儿的人们,仍会遥想起古人炼丹求仙的不懈追求,憧憬着长生不老的美好未来!

附:唐代李白《赠嵩山焦炼师》

二室凌青天,三花含紫烟。

中有蓬海客,宛疑麻姑仙。

道在喧莫染,迹高想已绵。

时餐金鹅蕊,屡读青苔篇。

八极恣游憩,九垓长周旋。

下瓢酌颖水,舞鹤来伊川。

还归空山上,独拂秋霞眠。

萝月挂朝镜,松风鸣夜弦。

潜光隐嵩岳,炼魄栖云幄。

霓裳何飘飖,凤吹转绵邈。

愿同西王母,下顾东方朔。

紫书倘可传,铭骨誓相学。

参考文献

石耘.康有为雪游中岳[N].人民政协报,2013-07-18(7).

第五节　济世活人药王庙

药王,即孙思邈,京兆华原(今陕西省铜川市耀州区)人,生于西魏大统七年(541年)(一说为隋开皇元年,即581年),逝于唐永淳元年(682年),唐代著名道士、医药学家。著有《千金要方》《千金翼方》,被后人尊称为"药王"。

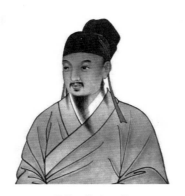

"药王"孙思邈

新密药王庙,俗称药庙,位于郑州新密市东南7.2千米处的来集镇李堂村北(该村也被叫作"药庙"村),占地面积920平方米。2009年被确定为第二批郑州市重点文物保护单位。其创建已无从考证,目前庙内留存最早的是明嘉靖十一年(1532年)《重修药王庙神祠碑记》,惜无文字提及创建时间。清嘉庆二十二年《密县志》载:"药王庙,在城东南十五里。创建莫考。嘉庆元年(1796年)五次重修。"

庙内保存下来的古碑刻有30多通,书写了一部药王庙的兴衰史。重修碑有明嘉靖十一年、天启六年,清顺治八年、康熙七年、雍正五年、乾隆七年、嘉庆元年、道光二年、咸丰元年、同治九年、光绪十年、宣统二年等。庙内现存建筑为两进院，有山门、大殿、厢房等。药王庙与老君庙毗邻，是新密市保存最为完整的一组古建筑群体，对研究中原地区古建筑亦有较高历史价值。

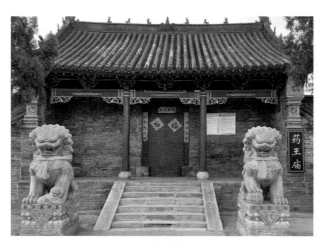

新密药王庙

每年农历九月十五到二十二日，是这里的庙会日。提起"药庙会"，新密市无人不知，无人不晓，就是外县乃至外省的生意人也来这里赶会做生意。况且，别的地方古会都是一天，药庙古会却有八天，这是为什么呢？这里边的故事，要追溯到隋末唐初。

据说孙思邈在陕西行医期间，有段时间"医运"十分糟糕。凡是找他看病的人，必死无疑。倒不是说他医技不行，胡乱治病，而是说他病看得太准了。一次，他小舅子在家里修房，因临时需要办一些别的事情，就从架板上跳了下来。正好孙思邈过来看见，立即大惊失色，说是他往下跳时把肠子震断了，无药可治。果然，时间不长，小舅子就气绝身亡。从此，再没人敢找他看病了。无奈之下，孙思邈就离开陕西，来到河北省姥姥家，想换个环境改变一下"医运"。舅舅也积极为他出主意想办法，特意找来一种名叫槐楝角的植物果实，熬成汤洗脸变容。本意是改变一下容貌，让外甥把自己当成一个陌生人来看病。只要外甥说自己没啥大毛病，"医运"也许就转过来了。不料，舅舅刚洗罢脸，孙思邈就说："您中了槐角毒，无药可治了，快准备后事吧。"当天晚上，舅舅就命赴黄泉。

安葬了舅舅，孙思邈更加沮丧，就弄了一辆独轮车，推着老婆往中原方向而来。路上也不敢给人家看病，基本上成了逃荒要饭的。半道上，碰上化装成卦仙的太白金星，便算了一卦。"卦仙"告诉他，什么时候他老婆的双脚长到八斤半，他的"医运"就转过来了。孙思邈听了，像泄了气的皮球瘫坐在地上。古时候女人都是三寸金莲，况且脚也不是啥时候想长就能长，哪能长到八斤半呢？

于是，孙思邈就推着老婆继续往南走。真是屋漏偏逢连阴雨，枯霜专打无名草。过了黄河，到了新密，就下起了连阴雨，路上泥泞不堪，几乎是每走一步，鞋子就要被沾掉一下。孙思邈只好让老婆下车步行，在前边拉着车走。走到李堂一棵大荆树下时，老婆累得再也走不动了，一屁股坐在地上，看着糊满黄泥的双脚，气喘吁吁地说："我这脚啊，都有八斤半了，我是走不动了。"

这时候，风也停了，雨也住了，二人就坐在树下歇息。正在这时，打西边过来一群抬着棺材出殡的人，棺材缝里还滴着鲜血。从面前过去后，孙思邈对老婆说："你瞧，这里的人真怪。咱那边是埋死人，这里却是埋活人。"话音一落，抬棺材的人把棺材往地上一放，就把孙思邈给围住了。一个年轻人质问他是谁，干什么的，为什么幸灾乐祸说风凉话？孙思邈说："俺是从河北过来的，是个郎中。死人的血不鲜，棺材里滴出的却是鲜血，说明人还没死，你们就抬出去埋了，不是埋活人是啥？"人群中有那见多识广者，意识到这个人非比寻常，就劝年轻人求他看看。年轻人说，棺材里是他妻子，生孩子生不下来死了。孙思邈轻轻"哦"了一声，很快明白了，这叫"抱心生"，胎儿的小手抓住了母亲心脏，胎儿生不下来，母亲也会因此送命。必须让胎儿把手松开，才能保得母子平安。他从包里摸出一根银针，让人打开棺材，把银针扎在产妇心口处，赶紧让人把产妇抬回家去。不一会，产妇就开始动弹，紧接着开始挣扎。又过了一会，一个白胖小子呱呱坠地了。人们这才恍然大悟：银针扎住了胎儿小手，胎儿才松手出生。

一针下去救两命，岂不是神仙下了凡！立时之间，"李堂有个神医，能把死人救活"的传说，不胫而走，迅速传遍了四面八方。从此，孙思邈还真应了"卦仙"的话：老婆的双脚"长"到了八斤半，"医运"日渐好转。他也在李堂安下家来行医治病，他的精湛医技也一直传到了京城长安。

一日，唐王李世民正在理朝，忽然内侍来报，说他母亲患了急病。唐王闻听，马上让御医前去为母亲看病。可是，所有御医使尽浑身解数，也没有治好病。唐王正为此事发愁,贴身太监向他禀报,说是有个叫孙思邈的郎中,医术很是了得,可否请他来看看? 唐王赶紧下旨,让孙思邈速速进宫为母亲看病。孙思邈来到长安,进到后宫,把了脉,开了方。第一服药下去,皇母就觉得病情减轻了许多;第二服药下去,病情基本好转;第三服药下去,病体完全康复。唐王大喜,决定重重赏赐孙思邈。可是,孙思邈说什么也不要赏赐,说那是身外之物,生不能带来,死不能带走,多了反成累赘。唐王又封他当御医总管,他说自己天生不是当官的料,还是当个游方郎中快活。最后,唐王就赏了他一套龙袍。这东西倒不错,既能当衣服穿,又能当被子盖,就收下了。

秦琼、罗成、敬德、程咬金四人从边关回来,听说皇上把龙袍赏给了孙思邈,惊得差点跌坐在地上。要是孙思邈以此招兵买马,举旗谋反怎么办? 不行,必须除掉此人,追回龙袍! 于是,秦琼、罗成、敬德和程咬金翻身上马,追赶而去。四人追到李堂,见一老者在路上行走,就问他看没看见一个身穿龙袍的郎中。老者说没有看见,还问他们找这个郎中干什么。敬德说:"这个郎中穿着龙袍企图谋反。"老者哈哈一阵大笑,说道:"告诉你们吧,你们就是看见了也不认得。"程咬金气得"哇哇"大叫:"分明是小看我等,怎会认不得他!"还说,要是见了不认得,四兄弟就给他站班,跟随左右。话一出口,秦琼想拦也拦不住了。

老者问:"将军此话当真?"程咬金说:"当然当真。"老者说:"那好。我就是郎中,叫孙思邈,也有龙袍,但我绝没有谋反。"边说,边把衣服脱下又翻过来,正是一件龙袍。敬德、罗成和程咬金一见,就要杀他。秦琼赶紧伸手拦住,说道:"且慢。我看此人把龙袍翻过来穿,可见他确实没有谋反之心。不如放了他,让他好好行医看病吧。"敬德三人听秦琼说得在理,也就各自收回兵器,放了孙思邈。

这一来,孙思邈的名气传得更远了,也更神了,甚至连动物都知道了他的高明医术。一天,孙思邈出诊回来,看见大荆树下卧着一只大老虎,老虎不像要吃他的样子,倒显出一副可怜巴巴的表情,大嘴还一张一合的。孙思邈就想:老虎怎么了? 莫非也是来找我瞧病的? 就对老虎说:"你要是有病就点一下头。"老虎果真点了一下头。孙思邈又问老虎哪里有病,老虎就张开了大嘴。孙思邈往老虎嘴里一看,有一根骨刺卡在喉咙里。怎么把骨刺拔出来呢? 如果伸手进去拔刺,老虎一合口,还不把手给咬掉了? 他扭头看见大荆树,马上有了主意。他先折来几根荆树枝,编成一个荆环,叫"撑虎圈",再让老虎张开嘴,用"撑虎圈"撑住,把骨刺给拔了出来。老虎为感谢救命之恩,就当了孙思邈的坐骑。

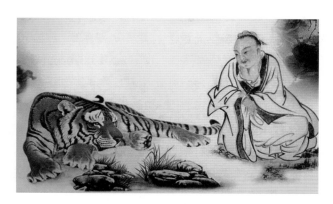

孙思邈医虎图

可是,孙思邈骑着老虎行医治病,力倒是省了不少,生意却没了。原因很简单,身边跟着个大老虎,谁还敢找他看病。孙思邈就对老虎说:"我不能再让你跟着了。这样,你以后想见我的话,就到大荆树旁边那个背静处、比较高、又有药渣子味的地方等。一来你吓不着人,二来我去倒药渣子时咱们就能见面。"从此,人们真的不再见孙思邈骑老虎了。

孙思邈一根银针救两条人命、为皇家治病不接受赏封、为老虎治病又不让老虎吓人的精湛医技和高尚医德,深受人们称赞,都称他是"药王爷"。人们还说,随便一棵什么草,只要拿给药王爷一看,就会变成一味好药材。如果不经药王爷过目,本来好好的一味中药材,反会变成一棵普通野草。

孙思邈去世之后,李堂的人们特意集资盖了一座"药王庙",塑造了药王金身,塑像手擎"撑虎圈",旁边卧一老虎;并有秦琼、敬德、罗成、程咬金伴随左右。在庙宇二道门内镌刻一副楹联:"银针逢山开经路,良药斩草除病根。"横批是:"济世活人。"

庙宇落成时,正好是种麦之后的农闲时节,气候不冷不热,十分宜人,就决定在农历九月十五日正式揭牌,并请来大戏,一直唱到九月二十二日,以后每年如此。久而久之,便成了一个规模很大的古会,甚至把李堂说成了"药庙"。河北、安徽、陕西、山西等省的药材商,以及其他商人,也纷纷来这

201

里进行贸易。

据调查,除河南新密外,河北安国市、陕西铜川市、贵州贵阳市、北京丰台区、北京东城区、天津西青区、安徽合肥市、河北涿州市、广东郁南县、山东庆云县等地均有药王庙,全国共有药王庙 10 多处,其中有 5 家主祀孙思邈,皆言孙思邈在此行医,有功于民而祀之。

参考文献

[1]新密市药王庙[EB/OL].[2020-02-23].http://www.xinmizx.com/bendi/info-29193.html.

[2]密县史志编纂委员会.密县志[M].郑州:中州古籍出版社,1990.

[3]杨建敏.河南新密药王信仰与药王庙考证[J].中医学报,2011,26(3):291-294.

第六节 传奇大隗洪山庙

大隗洪山庙,又名普济观,位于河南省新密市东南 20.3 千米的大隗镇洪山庙村,始建于元代,明、清时期曾多次续修。庙宇坐北向南,气势雄伟,建筑面积 2 100 平方米。庙内现存古建筑 16 座,殿房 44 间,有大殿、后殿、药王殿、祖师殿、钟鼓楼、山门等。1987 年被公布为第一批郑州市文物保护单位;2008 年被确定为第五批河南省重点文物保护单位。

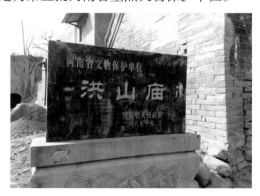

洪山庙文物保护碑

洪山庙山门位于建筑群西北部,东西长 8.6 米,南北宽 3.8 米,高约 7 米,面阔 3 间,进深四架椽,砖木结构,硬山灰瓦顶。大门上额镶嵌有石质匾额"普济观",系明万历二十五年(1597 年)密县知县杨爱所题写,为清代建筑。

与山门迎面相对的是洪山真人大殿,建于明正德六年(1511 年),系洪山庙主体建筑。为单檐歇山顶,面阔 5 间,进深 3 间,高 10 米,面积 110 平方米,由 24 根木柱顶立。殿顶九脊十兽,饰有龙、凤、鹤、莲、牡丹,正脊中央立一麒麟宝瓶,瓶高 2.4 米,瓶上悬一绣球。正脊前后均塑有"群鹤闹莲""凤戏牡丹""龙戏花卉"等图案。大殿两侧为盘花和"二龙相斗"三彩图案。殿内后排 4 根浮雕石柱上,有龙、狮、鱼、蟾蜍、麒麟和人物画像。大殿檐出 1.68 米,拱间壁上有 28 幅戏剧人物彩色画像、禽兽图案。该殿于 1974 年被确定为密县(今新密市)重点文物保护单位。

后殿位于大殿后 17 米处,系清代建筑,东西长 8.5 米,南北宽 5.5 米,面阔 3 间,进深 3 间,砖木结构,硬山琉璃瓦覆盖。大殿东侧 12 米处建有关爷殿,面阔 3 间,进深 1 间。庙内现存明、清碑刻共 18 块。

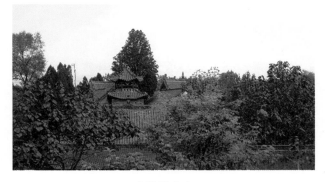

大隗洪山庙

庙内主要供祀洪山真人。据现存清乾隆三年(1738 年)旧碑记载:"洪山真人姓顾,原籍河北,出生于宋,举进士,以世乱隐居洪山,精通医术。尝奉召,医宋太后,疗兵马,投方辄愈。赐金帛不受,诏封'护国真牧灵应真人',卒葬洪山。元代在此建庙以示纪念。"因久居洪山,百姓亦称其为洪山真人。

综合其他史料可以证实,洪山真人生活于宋末元初,原为河北(今黄河以北）人，因避乱而隐居密县洪山，从事耕牧农事，与牛马牲畜相熟而遂谙于医，因医名而获封真人，死后葬于洪山，当地群众为之建庙以祭祀追念，明清两代清明庙会规模日盛。相关文献不仅记载了洪山真人的生平，而且展示了他仁慈博爱、以医济世、普救众生的博大情怀。所以日渐被神化而深受景仰。在新密洪山庙一带，至今还流传着有关洪山真人的诸多传说。

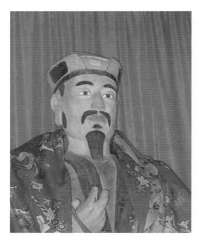

洪山真人像

根据民俗学者张儒彬收集整理的资料，洪山真人原名顾三。他在治好宋太后的多年沉疾后，皇上龙颜大悦，要加封官职，并赐重金，他坚辞不受。因不满朝廷苟安媚外和官场的黑暗腐败，就悄然出京，一路西行来到密县一个叫谢村的小山村。村后有一座土山像一只巨凤东西而卧，村民称其为洪山。山中有一古崖洞，洞门上方刻着"神仙洞"3个大字。顾三见此地钟灵毓秀，决心在此潜修。他白天帮人佣耕，晚上读书作画，闲时与村民谈天论地。村民见他知书达礼，为人诚恳朴实，渐渐都喜欢上了这位远道而来的客人。

一天，顾三正在麦场打场，忽然从不远处王家传来号啕大哭声，他急忙扔下家什跑过去。只见王妻怀中抱着的孩子脸色发青，两眼直瞪，一动不动。顾三拨开众人，从怀里掏出几枚银针，在人中、指尖等处扎了几下，孩子哇地一下哭出了声。顾三站起来说："好啦，没事啦！这是小儿惊风，病来得急，不及时治，会要命的……"王家夫妇扑通跪在顾三面前，说不出话来。"洪山神仙洞有位活神仙，能把死人医活！"一传十，十传百，迅速传遍了四邻八村,找顾三看病的人越来越多。

顾三不但会医人病,还会给牲畜治病。邻村一家的白水牛病了,不吃不喝不倒沫,耷拉着头,肚子胀得像两面大鼓,可把一家人吓坏了,就请顾三诊治。顾三看后,让老汉找来一把椿菇菇(椿树开花结的角),熬了一锅汤给牛灌下,又叫人折一根椿棍让牛衔在嘴里,迫使牛咀嚼。然后让老汉牵着牛在村里溜了大半夜,第二天,牛竟然好啦。此后,四方之人,隔县跨州,不远千里前来求医,总是药到病除。人们都说他是"活神仙"。

由于来求医问药的人太多,光靠自己采药已供不应求。于是四方来送药贩药的人就多起来。说也蹊跷,只要药材在洪山神仙洞前放一放,治病效果就特好。附近州县的医生也都喜欢到这里采购药材,这里就逐渐形成了一个药材市场。后来药商共议,每年清明节为洪山药材交易大会。

顾三晚年无疾而终,端坐于神仙洞仙逝。乡民远近恸哭,皇上得知此事,也深为感动,下旨封顾三为"洪山真人",并为顾三建洪山庙。千百年来洪山庙香火旺盛,远近闻名,渐渐地人们把谢村的村名淡忘了,庙名代替了村名,谢村由此演变为洪山庙村。

另据河南炎黄文化研究会杨建敏调查,目前在河南省内登封市唐庄、汝州市煤山办事处葛庄村、尉氏县岗李乡、开封县曲兴镇、通许县历庄乡、夏邑县车站镇、许昌市魏都区丁庄乡、禹州市老城、鄢陵县只乐乡、漯河市召陵区青年乡、郾城县阴阳赵乡、太康县大许寨乡、西华县艾岗乡、沈丘县槐店镇、正阳县汝南埠镇、平舆县洪山镇及郏县、汝南县、安徽省亳州市谯城区等地均保存有洪山庙。新密洪山庙则是众庙之祖庭,因为"此处乃根本之地、栖身之所也"。

不论是新密洪山庙祖庭还是各处洪山庙,都属于道教建筑。各地通过祭祀洪山真人,弘扬其淡泊名利、精心为百姓消灾祛病的至美品德和高超技术,彰显了道家珍惜生命、以民为本、全性葆真、养生尽年的情怀和精神。

参考文献

[1]密县史志编纂委员会.密县志[M].郑州:中州古籍出版社,1990.
[2]杨建敏.河南新密药王信仰与药王庙考证[J].中医学报,2011,26(3):291-294.

[3]许敬生,刘文礼.郑州新密洪山庙及洪山真人考[J].中医学报,2012,27
（2）：148-152.

第七节　清虚无为列御寇

一、列子其人

列子（约公元前450年—公元前375年），姓列，名御寇（古籍中又作列圄寇、列圉寇或子列子），东周战国前期郑国莆田（今河南省郑州市）人，古帝王列山氏之后，著名的思想家、哲学家、文学家、教育家，道家学派的杰出代表人物，先秦天下十豪之一。其思想对后世哲学、文学、科技、养生、乐曲、宗教等的影响都非常深远。唐玄宗封其为"冲虚真人"，宋真宗封其为"冲虚至德真人"，宋徽宗封其为"致虚观妙真君"。2011年，列子传说被列入河南省省级非物质文化遗产名录。

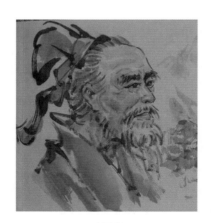

列子像

列子终生致力于道德学问，曾师从关尹子、壶丘子、老商氏、支伯高子等。他隐居郑国40年，潜心问道，清静修道。主张"循名责实，无为而治"，创立了先秦哲学学派贵虚学派（列子学），是介于老子与庄子之间道家学派承前启后的重要传承人物。先后著书20篇，今存《天瑞》《黄帝》《周穆王》《仲尼》《汤问》《力命》《杨朱》《说符》等8篇，共成《列子》（又名《冲虚经》

《冲虚真经》《冲虚至德真经》）一书。其中寓言故事百余篇,如《愚公移山》《夸父追日》《杞人忧天》《小儿辩日》《歧路亡羊》《朝三暮四》等,篇篇珠玉,读来妙趣横生,隽永味长,发人深思。

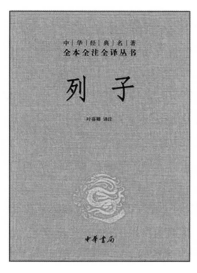

《列子》

二、列子的养生思想

列子寿享七十有五,在2 000多年前实为高寿,这与列子善于修身养性是密不可分的。《列子》中用较多的篇幅阐述了养生之道,这些论述至今仍有很高的实用价值。概括来讲,列子的养生思想主要包含3个方面。

1.清虚无为,顺乎自然。列子的思想属道教范畴,而道教思想的鼻祖是老子。"清虚无为"就是由老子提出而列子有所发挥的,其核心是"无为"。列子认为,"无为"的作用是无穷无尽的,它"能阴能阳,能柔能刚,能短能长,能园能方,能生能死,能暑能凉,能浮能沉,能官能商,能出能没,能玄能黄,能膻能香"（《天瑞》篇）。《黄帝》篇围绕"无为"讲述了19个故事,虽然这些故事不相连属,但总体是讲身心修养和怎样掌握这个规律的。其中一个故事是说孔子在吕梁观望一个汉子在大瀑布下漂游,只见那汉子在水中出没自如,边游边唱。孔子很惊讶,问他有什么道术? 汉子说:我只是顺水势的规律而不凭个人的好恶,这就是我能出没水中的原因。

列子《力命》篇指出,人的生命是"天福""天罚""生生死死,非物非我,皆命也"。这里所说的"天"与"命",乃指不可抗拒的自然规律。顺之,就可以长生。《天瑞》篇说:"常生常化者,无时不生,无时不化,阴阳耳,四时耳。"这种顺乎自然的思想在《黄帝内经》里阐述得更精辟、更具体,《素问·四气调神大论》篇就是讲人与四时怎样协调统一的,这种"天人合一""天人相应"的养生理念,已被许多人所接受并在实践着。

2. 涵养元气,乐而忘忧。元气在《列子》中称为"道""太易""机"。"道"即是"气",即是"机",即是"太易"。"机"是讲运动形态,"太易"是讲原始状态。元气在人身的运动形态是不易觉察的。《黄帝》篇有一则列子问关尹的故事,列子问:"道德最高的人不会窒息,入火不会烧伤,腾空行走而不恐惧,他们依靠的是什么?"关尹道:"是纯气之守也,非智巧果敢之列。"就是说,他们依靠的是纯化本性,涵养元气,保持品德,而不是执意取巧的伎俩,所以能够通向自然。

《仲尼》篇记述了孔子的一段话:修养身心,不管处境是穷困或是显达,都要抑制心中的忧乱,这就是"乐天知命故不忧"。忧,本身就是致病因素,它能伤害人元气,派生许多疾病,而"乐而忘忧"就能涵养元气,不生疾病。《周穆王》篇记述古代宋国一个叫阳里华子的人,中年患健忘症,占卜不灵,祈祷不验,用药无效,后来鲁国有个儒生用感化心灵的方法治好了他的病,这可以说是心理治疗学的最早实例。《素问·举痛论》篇中有九气致病的专述,还有以情胜"忧"的治疗方法,可以看出,《黄帝内经》情志致病的理论与治法,与道家思想有着密切的联系。

3. 尚柔主静,贵在专一。以柔胜刚,以弱胜强,是《列子》养生理论的基本理念。《黄帝》篇曰:"天下有常胜之道,有不常胜之道,常胜之道曰柔,不常胜之道曰强。"气功就是以柔弱胜刚强的健身之法。这种方法在老子《道德经》中就有阐述,曰:"虚其心,实其腹。""虚其心"就是神向下,"实其腹"就是精向上。气功是以静坐求功,调息呼吸,意守丹田,这种形静气柔的方法,比起刚强之法,有不可言喻的功效。但列子在强调柔法的同时,并不排除刚强之法。《黄帝》篇引粥子的话说:"欲刚,必以柔守之;欲强,必以弱保之。积于柔必刚,积于弱必强。"主张柔中求刚,弱中求强,可见他是以柔弱为基,柔中寓刚,这种认识至今仍是气功理论的核心。

养生贵在意念专一。老子说:"神得一以灵。"《列子》则辅以故事阐明,最有趣的故事是"偻者承蜩"。孔子在林中看到一位驼背老人正在粘蝉,其准确程度竟像用手取物一样容易,孔子叹道:"太奇妙了!"并问之曰:"你有道术吗?"老人在说明练习的刻苦性后说:"虽然天地广大,万物繁多,但我只看见蝉的翅膀,不回顾也不侧视,不容任何事物来分散我的注意力,这样怎能会捉不到蝉呢?"孔子听后对学生说:"用志不分,乃凝于神,其佝偻文人之谓乎!"可见,炼气化神、意念专一、是以柔制刚、以静制动的首要因素。

三、列子故里寻踪

《列子·天瑞》首句即谓:"子列子居郑圃。"列子故里,就在今郑州市东郊圃田村。这里有列子祠、列子墓,还有众多的历史传说。

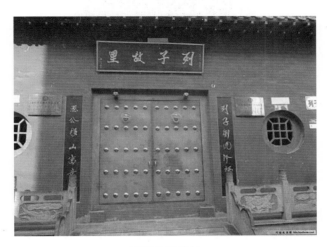

列子故里牌坊

列子祠位于郑州市东郊圃田乡(属郑州市管城回族区)圃田村北。前有潮河,后有丘陵,四周枣林丛丛。其创建年代已无可考。据碑文记载,祠曾一度被改为佛寺。明万历八年(1580 年),监察御使苏民望巡视河南路过圃田时,得知此事,因命奉直大夫知郑州事许汝生重建祠堂,并立《重修列子祠记》碑刻一通。祠堂原有硬山房大殿、卷棚、左右厢、过厅、门楼 15 间,呈长方形院落。1964 年拆除,在其旧址建起小学。2006 年,圃田村集资在列子祠旧址东移 15 米恢复重建列子祠,并成立列子祠管委会,设立河南省龙源列子文化发展中心。圃田村也将村里主干道命名为列子大街。

新建列子祠基本保持原貌,南北长 35 米,东西宽 20 米,面积 700 平方米。有八卦御风台、圃田春草园(均为郑州古八景)及碑林、列子衣冠冢、列子广场等。大殿三间,为仿古式建筑,坐北朝南,内置列子像。祠内现存碑刻三通,大明万历年间碑刻一通,宽 0.85 米,高 2.68 米,厚 0.17 米;清康熙年间碑刻一通,宽 0.66 米,高 1.2 米,厚 0.13 米;另一通碑刻因年久风化剥落,字迹不清。2009 年,列子祠被确定为第二批郑州市重点文物保护单位。

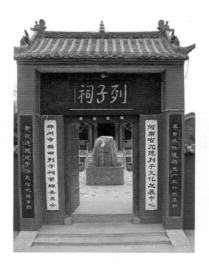

列子祠

在村东南约 1 公里处,另有一座小型墓冢及墓碑,传为列子墓。墓前立有一碑,上镌"郑国时人列子之墓",两旁有一联曰:"隐居圃田四十载,泽林神州八方人",横批"古今仰止"。旁有两块古碑,上镌:"先源列御寇之墓",系明代所立;另一块书"仙人列子之墓",是民国二十三年所立。

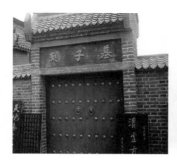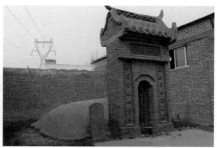

列子墓

在郑州市金水路与通泰路交叉口,矗立着一座列子的雕塑——《御风而行》。庄子在《逍遥游》中说:"夫列子御风而行,泠然善也,旬有五日而后反。彼于致福者,未数数然也。此虽免乎行,犹有所待者也。"说列子能驾风行走,那样子何等轻盈潇洒。列子为了寻求心中之"道"(理想),不肯急功近利,走得那么轻松自在,因为他的心中有梦想啊!

这对于那些一味追求名利者,是不是会有些启示呢?

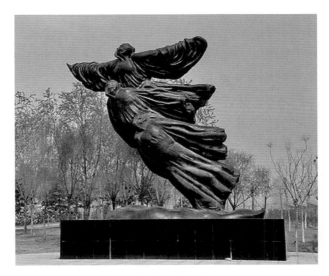

列子《御风而行》雕塑

附:吴元成《列子故里记》

郑州之古,久矣。人种之兴,有五万年前之老奶奶庙;观天之微,有一万年前之始祖山岩画;耕作之精,有八千年前之裴李岗;陶墙之屋,有六千年前之大河村;黄帝之都,有五千年前之新郑;夏启之国,有四千年前之王城岗;商代之城,有三千六百年前之亳陬;春秋之赓,有两千二百多年前之郑韩……皆因河、济交汇,荥、圃相连;而贾鲁之河,源自西陵,纳索、须、潮、魏并金水、七里、东风诸流,东南入淮至于东海。其间,岂止"郑风"激荡,更有子产之法,列子之道,惠及后世多也。

夫列子者,圃田人也。自商城遗址东行,过凤凰台,经十里铺、水磨周、二十里铺,至圃田村,东南有大冢隆起,传为列子墓。其前潮河奔流,其后沙丘高耸,诚风水宝地也。出枣林,过铁路、国道,可至列子祠以拜前贤。此祠何时创建，今已无考。残碑勒文，言其曾为佛寺，明万历八年，方由知郑州事许汝升重建，有《重修列子祠记》碑为证。奈岁月久长，风雨侵蚀，破败不堪。至"文革"，大殿毁于动乱，石碑倾于尘沙，仅存山门、廊房，为小学教室，学童仍颂"移山"之篇，而道损德衰也。幸改革开放，更兼郑东崛起，地方发愿，兴土木，立柱石，得见大殿又起，花木葳蕤，碑林俨然，香火袅袅也。

祠前有八卦御风台，为郑州八景之一也。虽系后人所创，也足见列子御风而行，逍遥天地之实。台居高岗，八角形制，周绘八卦图，上塑列子像，栩栩如生，道风仙骨宛然，犹俯瞰众生，行教化之功也。有宋代郑州知州宋痒诗章为证："两作朱墦守，重登羽客宫。故墟墙舍坏，尘案酹杯空。款户殊无屦，乘衣尚有风。轩游曾驻跸，高意掩崆峒。"清人侯尔梅《登御风台》亦云："昔读泠然句，今登列子台。阆风春草绿，姑射野花开。仙子何时返，牧童去复来。乘风素有志，恨未徒崔嵬。"清郑州学正朱炎昭也作《卦台仙景》颂之："矫矫仙才总自豪，御风一去其徒劳。先天卦向龟文衍，拔地台因鹤驾高。粤想义陵云黯黯，远临汴水影滔滔。著书艳说虚荒事，应与漆园史共褒。"或言列子，或状高台，情景交融，正是诗人情怀也。

列子处老子之后，列庄子之前，承前启后，蔚为大观也。其隐居郑国四十载，循名责实，清静无为，而倡大道。其《列子》百余篇，融哲理于寓言，求人生于本源，因毛氏而彰显。今之人，学《女娲补天》《夸父追日》，方知人定胜天；听《高山流水》《管鲍之交》，才可友爱无限；读《偃师造人》《扁鹊换心》，追科技先贤；思《纪昌学射》《薛谭学讴》，做工匠典范；《歧路亡羊》犹未为晚，《愚公移山》坚定信念。可谓字字珠玑，篇篇经典也。

当今之世，列子精神仍需承传。河南自贸区、经开综保区、跨境电商综试区，平台密集；现代化汽车城、智能化装备制造基地、国际化物流园，实属高端；盼列子文化园，再造文化之高地，启动"一带一路"之关键。郑之人，当不忘初心，牢记使命，御风而行，奋勇向前，则郑东可兴，中原可观也。

【作者简介】吴元成，河南淅川人，中国作家协会会员，中国散文学会会员，《河南法制报》编委、高级编辑，河南省诗歌学会执行会长，河南省网络文学学会副会长。著有诗歌、报告文学、小说等多部，先后获杜甫文学奖、河南省"五个一工程"奖、河南省第六届文学艺术优秀成果奖等。

参考文献

[1]郑州市管城回族区志编纂委员会.郑州市管城回族区志[M].郑州:中州古籍出版社,1993.

[2]禄保平,毛开颜,毛峥嵘,等.毛德西[M].北京:中国中医药出版社,2013.

[3]列子.列子[M].叶蓓卿,译注.北京:中华书局,2018.

第八节　一代帝师景日昣

2011年5月,清代医家景日昣汉白玉雕像在河南省登封市大冶镇落成。雕像底座正面书"清·乾隆帝恩师景日昣",背面为"景日昣简介"。

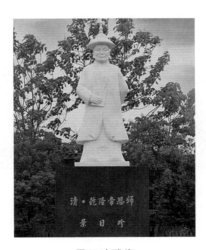

景日昣雕像

说起乾隆帝恩师,这里面还有个故事呢! 乾隆小的时候,很是调皮,不务学业。景日昣担任乾隆的老师,要求非常严格,经常因为没完成功课而惩罚他。有一次,乾隆遭受惩罚的时候,被巡察的皇后看到了,皇后抱起乾隆就走,还一边走一边说:"不得了了,竟然在太子头上动土,真是无法无天了。"景日昣不卑不亢,说道:"盘古开天辟地,从古到今,读圣贤书者将为王侯,弃圣贤书者将为流寇!"皇后一听此言,立刻停了下来,想了一会,怒气顿消,急忙向景日昣赔不是,并要求景日昣以后对太子继续严格教育,不会再偏袒了。经过景日昣的言传身教,乾隆的学识逐渐得到提高,后来终成一代明君。

景日昣墓则位于登封市城东14公里处的唐庄乡张村南景氏祖茔。原有墓冢、墓志铭。茔地前沿有景日昣于清康熙五十三年(1714年)秋建造的墓阙,阙身中部砌有圆拱门3孔;墓阙东部有"奉天敕命"碑一座。碑立于康熙四十二年(1703年),碑上部刻满文,下部刻汉文,文意是康熙皇帝嘉奖景日昣的父母,称其父是良吏,称其母是贤母。墓阙前的墓道两侧立石表、石马、石羊、石猴、石人等石刻,惜毁于"文化大革命"期间。

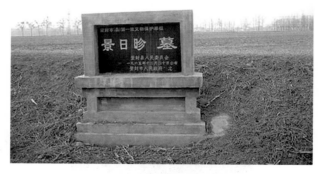

景日昣墓

景日昣于雍正三年(1725年)告老返乡,雍正十一年(1733年)辞世,葬于今登封市唐庄乡陈村西南约一里处。墓地是其父景星在世时所定,后人所建。乾隆得知恩师辞世,深感愧疚,悲痛地说:"是我害了恩师。"1750年,乾隆来游中岳,怀念老师景日昣,特意为其御书匾额三方,一曰"正人君子",一曰"国无双品",一曰"景氏祠匾"。正人君子,国无双品,一说人格,一说官格,乾隆帝对老师的评价极高,景氏后人亦将此奉为家训。这或许也是他造福过的百姓、救治过的患者和所教过的学生共同的评价吧!

1965 年 12 月 20 日,登封县公布景日昣墓为第一批文物保护单位。
2000 年 6 月 28 日,登封市人民政府下发文件,扩大四周保护范围,墓园近
60 多亩,以表示对景公的尊崇。

参考文献

[1]登封县地方志编纂委员会.登封县志[M].郑州:河南人民出版社,1990.
[2]景夫德,王新成.气贯天中(上、中、下):六十六集电视剧《一代名臣景日
　　昣》[M].北京:人民文学出版社,2007.

附录1 郑州历代医家一览表

附表1-1 郑州市区历代医家概览

序号	姓名	朝代	地域	主要医绩与医迹	出处
1	虎生黄	清	郑县(今郑州市)	精岐黄	《郑县志》(民国二十年)
2	毛永贵	清	郑县(今郑州市)	精岐黄	《郑县志》(民国二十年)
3	徐士彦(字子美)	清	郑县(今郑州市),世居州东北新庄寨	素业岐黄,善小儿科,尤精痘疹。时大疫,施药瘳病,全活无算	《郑县志》(民国二十年)
4	杨月	清	郑县(今郑州市),世居周庄	明于针法,善治痘疹	《郑县志》(民国二十年)
5	阴维新(字振业)	清	郑县(今郑州市)	精通脉理,善治婴儿痘疹。著《痘疹金鉴》	《郑县志》(民国二十年)
6	尹式衡(字少阿)	明	郑县(今郑州市),世居马渡村	素多疾,习岐黄,习导引之术。光绪三年,大疫,应四方病者之求,全活无算	《郑县志》(民国二十年)
7	原庄(字敬斋)	明	山西凤台县,幼随父兄迁居郑州	素习儒业,兼善岐黄,所活甚众,不计货利	《郑县志》(民国二十年)
8	张位西	清	郑县(今郑州市)	精岐黄	《郑县志》(民国二十年)

附表 1-2　巩义市历代医家概览

序号	姓名	朝代	地域	主要医绩与医迹	出处
1	白九如（号孔固）	清	巩县（今郑州市巩义市）	精外科，志存济世，乐此不疲，遇贫乏则周济之或助以药资	《巩县志》（民国二十六年）
2	曹建福（字符五）	清	巩县（今郑州市巩义市）	专力医术。初读《灵》《素》，渐泛滥河间、东垣、丹溪各家，终乃守汪认庵之学而精研之	《巩县志》（民国二十六年）
3	窦发荣（字培元）	清	巩县（今郑州市巩义市）	精岐黄，名噪退迩	《巩县志》（民国二十六年）
4	冯安澜（字普庆）	清	巩县（今郑州市巩义市）	游定陵得眼科专书，晨夕玩索，扶其妙谛，诊治立效	《巩县志》（民国二十六年）
5	贺立志（字新农）	清	巩县（今郑州市巩义市）车园	少习医，所得已深而自信不果。光绪戊黄，疫疠大起，死亡相枕籍，慨然曰此不容坐视也。乃悉力诊治，拯救无量，有馈送者却之	《巩县志》（民国二十六年）
6	康汉章（字希畴）	清	巩县（今郑州市巩义市）康店	继父业，以培修著称。每值天痘流行，坐不安席。间遇奇著，无力备药者，恒资助之	《巩县志》（民国二十六年）
7	李兴诗	清	巩县（今郑州市巩义市）	中年因劳至疾，乃弃而研医，造诣日深，远近赖以全活	《巩县志》（民国二十六年）

续附表 1-2

序号	姓名	朝代	地域	主要医绩与医迹	出处
8	刘复性	清	巩县（今郑州市巩义市）	善医，儿科尤精，每当痘疹盛行，沿门诊视，日历数十家，劳瘁不辞，谢金概却不受	《巩县志》（民国二十六年）
9	马炎午（字友文）	清	巩县（今郑州市巩义市）南侯	家世业医，留心不懈，极人之艺成。光绪十一年，教谕孟县，值温疫流行，触手奏效，声闻重一时	《巩县志》（民国二十六年）
10	邵皇极	清	巩县（今郑州市巩义市）柏坡	精痘疹，一方赖之	《巩县志》（乾隆五十四年）
11	邵应甲（字春轩）	清	巩县（今郑州市巩义市）回郭镇	中岁习医，造诣日精，用药轻灵，每奏奇效，常救人于丝缕呼吸间。疾风甚雨，遇请辄应，乡人称颂不容口	《巩县志》（民国二十六年）
12	孙崇朴	清	巩县（今郑州市巩义市）七里铺	工医术，熟于方剂。凡经治方剂，儿童走卒皆知名	《巩县志》（民国二十六年）
13	孙德彰（字韫玉）	清	巩县（今郑州市巩义市）鲁村	早承家学，习医别具心得，病者以得诊视为无憾	《巩县志》（民国二十六年）
14	孙作生（字诰宇）	清	巩县（今郑州市巩义市）	业医，善治热症及痘疹等，著手立效。周旋乡里五十年，全活极夥	《巩县志》（民国二十六年）
15	王登甲	清	巩县（今郑州市巩义市）王沟	因母病习医，艺高性洁，有请即往，均不索谢	《巩县志》（民国二十六年）

续附表 1-2

序号	姓名	朝代	地域	主要医绩与医迹	出处
16	王淮	清	巩县（今郑州市巩义市）	医术特精，遇贫辄施药，并购以棺吊	《巩县志》（民国二十六年）
17	王梦魁	清	巩县（今郑州市巩义市）	工小儿科，起死回生，屡著奇效，乡众以"道接叔和"额之	《巩县志》（民国二十六年）
18	王天经	清	巩县（今郑州市巩义市）王家河	晚岁精痘医	《巩县志》（民国二十六年）
19	王薰梅（字馨斋）	清	巩县（今郑州市巩义市）康沟	幼聪慧绝伦。每孜孜于《灵》《素》暨他方书，遂成名医，常履綦盈门，车马辐辏，他医束手病症，一经诊视，辄为霍然	《巩县志》（民国二十六年）
20	王永彦（字子俊）	清	巩县（今郑州市巩义市），居城南新沟村	先世以医鸣。踵理旧业，所谓日高门外若市。复周旋四乡，惯已沉疴，不曾索谢，或制制丸馈济贫，乡里竖碑彰之	《巩县志》（民国二十六年）
21	徐文正	清	巩县（今郑州市巩义市）回郭镇	素精医术，遇亡贫者，施丹并给米	《巩县志》（乾隆五十四年），《巩县志》（民国二十六年）
22	翟诚之	清	巩县（今郑州市巩义市）	精痘疹，志在济世，勤俭谋生，不名一钱，声闻洋溢里巷，喷喷不置	《巩县志》（民国二十六年）
23	张光先（字绳武）	清	巩县（今郑州市巩义市）	祖父两世皆精医。缵先生业能赞奥妙，所至立效	《巩县志》（民国二十六年）
24	张印蕙	清	巩县（今郑州市巩义市）	以医济人	《巩县志》（民国二十六年）

附表1-3 荥阳市历代医家概览

序号	姓名	朝代	地域	主要医绩与医迹	出处
1	崔允恭	清	荥阳（今郑州市荥阳市）薛村	性廉正好善，精痘科，治疗不取酬	《荥阳县志》（民国十三年）
2	丁青山（字月樵）	清	荥阳（今郑州市荥阳市）堂张村	家贫，业医	《续荥阳县志》（民国十三年）
3	傅贲（字献公）	清	荥阳（今郑州市荥阳市），居广武山畔	亲老久病，邑无良医，研心读方书，曲尽调护，乡人有疾，无论贫富，悉为诊治，其极乏者给以药饵，不望其报	《荥泽县志》（乾隆十三年）、《荥泽县志》（民国十三年）
4	贺合光（字文澜）	明	荥阳（今郑州市荥阳市）	存心仁厚，行事端谨。蓄异方，治青痘有奇验。岁施其药，活人无算	《荥阳县志》（乾隆十三年）
5	口元林	清	荥阳（今郑州市荥阳市）	善医，不嗜财利	《荥阳县志》（乾隆十三年）
6	李溃	清	禹须水，籍隶郑州	通岐黄，尤精痘疹，延之不论贫富，从不较量酬资	《荥阳县志》（民国十三年）
7	李鸣皋（号闻宇）	明	荥阳（今郑州市荥阳市），居广武山畔	订《本草》《药性》，制丸散济人，全活甚众	《荥泽县志》（乾隆十三年）
8	鲁中阳	清	荥阳（今郑州市荥阳市）	精针灸，善种牛痘	《续荥阳县志》（民国十三年）
9	马成儿	清	荥阳（今郑州市荥阳市）	精医道，邑进士李再可额其门曰"精心独造"	《续荥阳县志》（民国十三年）
10	马万金	清	荥阳（今郑州市荥阳市）	精医，知县陈赠以"不妙青囊"匾额	《续荥阳县志》（民国十三年）

续附表 1-3

序号	姓名	朝代	地域	主要医绩与医迹	出处
11	沙光林	清	荥阳（今郑州市荥阳市）	善医，不嗜财利	《荥阳县志》（乾隆十二年）
12	汪文锦（字绣卿）	清	荥阳（今郑州市荥阳市）	湛深医理，痘疹尤精，远近延请，虽都寒暑雨必往，家本素封，概不受谢，众感其德，为树懿行碑，题曰："店林风高"	《续荥阳县志》（民国十三年）
13	王瀚（原名鎏，字金生）	清	荥阳（今郑州市荥阳市）洞沟	精岐黄，远近延者，均不责谢	《续荥阳县志》（民国十三年）
14	袁天一（原名韵兰，字国香）	清	荥阳（今郑州市荥阳市）侯庄	优于学，精于医。学足以成德达材，而不居功；医足以起死回生，而不求名	《续荥阳县志》（民国十三年）
15	张俭	清	荥阳（今郑州市荥阳市）	祖元会，精医术。俭踵武绳武，传家不废，耕读济世，兼涉岐黄，意谓良医功同良相	《续荥阳县志》（民国十三年）
16	张如良	清	荥阳（今郑州市荥阳市）	精医，富而好仁。孙俊，曾孙珍瑞俱精医，有祖风	《续荥阳县志》（民国十三年）
17	陈尚儒	清	汜水（今荥阳市汜水镇）	医学训科	《汜水县志》（乾隆九年）
18	陈万岱	明	汜水（今荥阳市汜水镇）	医学训科	《汜水县志》（乾隆九年）

续附表 1-3

序号	姓名	朝代	地域	主要医绩与医迹	出处
19	崔毓琨	清	汜水（今荥阳市汜水镇）前丁村	精医，笃学，敦行	《汜水县志》(民国十七年)
20	李元魁（字梅亭）	清	汜水（今荥阳市汜水镇）西史村	承先业，疡科尤精，远近称之。曾祖沐荣，祖黄宾，父仲箐，皆以医名。子兆麟亦善医	《汜水县志》(民国十七年)
21	刘光启	明	汜水（今荥阳市汜水镇）	医学训科	《汜水县志》(乾隆九年)
22	吕贡	明	汜水（今荥阳市汜水镇）	医学训科	《汜水县志》(乾隆九年)
23	倪仁	清	汜水（今荥阳市汜水镇）	医学训科	《汜水县志》(乾隆九年)
24	倪文华	清	汜水（今荥阳市汜水镇）	医学训科，精医学诊治有功	《汜水县志》(乾隆九年)、《汜水县志》(民国十七年)
25	倪中魁（字抡元）	清	汜水（今荥阳市汜水镇）少固村	精医理，民有疾，就舍诊治，全活甚众	《汜水县志》(民国十七年)
26	石广	明	汜水（今荥阳市汜水镇）	医学训科	《汜水县志》(乾隆九年)、《汜水县志》(民国十七年)
27	石林	明	汜水（今荥阳市汜水镇）	医学训科	《汜水县志》(乾隆九年)
28	宋迪生（字子惠）	清	汜水（今荥阳市汜水镇）	医学训科	《汜水县志》(乾隆九年)、《汜水县志》(民国十七年)

续附表 1-3

序号	姓名	朝代	地域	主要医绩与医迹	出处
29	王凤翔（字仞千）	清	汜水（今荥阳市汜水镇）西关	博览群书,天文地理及星相医卜,悉精通	《汜水县志》（民国十七年）
30	王化纯	清	汜水（今荥阳市汜水镇）梁庄	精岐黄,通堪舆,不索谢	《汜水县志》（民国十七年）
31	王昆阳	清	汜水（今荥阳市汜水镇）冢岗	精医,擅针,不受酬	《汜水县志》（民国十七年）
32	王席珍（字子聘）	清	汜水（今荥阳市汜水镇）前白杨村	博览群书,于奇、卜、筮、医药,针灸等方书,亦均涉猎	《汜水志》（民国十七年）
33	武丕丞（字烈卿）	清	汜水（今荥阳市汜水镇）武庄	晚改医,眼科尤精	《汜水县志》（民国十七年）
34	武锡龄（字梦与）	清	汜水（今荥阳市汜水镇）武庄	善医	《汜水县志》（民国十七年）
35	杨绍溪（字莲塘）	清	汜水（今荥阳市汜水镇）妥要	晚年通医,辨别瘟疫伤寒甚精,活人无算	《汜水县志》（民国十七年）
36	杨建（字特生）	清	汝宁府商城县	精岐黄	《汜水县志》（乾隆九年）
37	禹成德（字协先）	清	汜水（今荥阳市汜水镇）潘窑	精岐黄,通堪舆,不索谢	《汜水县志》（民国十七年）

续附表1-3

序号	姓名	朝代	地域	主要医绩与医迹	出处
38	袁良玉	清	汜水(今荥阳市汜水镇)东柏社	有厚德,精岐黄术,著《医书三要》	《汜水县志》(民国十七年)
39	张联纬(字经五)	清	汜水(今荥阳市汜水镇)前白杨村,后迁马固	精医理,民有疾,就舍诊治,全活甚众	《汜水县志》(民国十七年)
40	张润(字永和)	清	汜水(今荥阳市汜水镇)王留村	潜心岐黄,八年不出户庭,《伤寒论》《金匮要略》二书,领悟尤深,求波鸿沟同,多依以为命	《汜水县志》(民国十七年)
41	张续	明	汜水(今荥阳市汜水镇)	医学训科,以业精选授	《汜水县志》(乾隆九年),《汜水县志》(民国十七年)
42	赵嘉乐(字仲宪)	清	汜水(今荥阳市汜水镇)蒋头	精医术,活人不图报	《汜水县志》(民国十七年)
43	赵钦伊	清	汜水(今荥阳市汜水镇)蒋头	业医	《汜水县志》(民国十七年)
44	赵全(字明我)	清	汜水(今荥阳市汜水镇)	精岐黄之术	《汜水县志》(民国十七年)
45	郏篪铭(字惺齐)	清	河阴(今属郑州市荥阳市)	晚岁多病,究心医术,尝制膏丸,施济贫乏	《河阴县志》(民国十三年)
46	戚三芙	清	河阴(今属郑州市荥阳市)	精医,工书	《河阴县志》(民国十三年)

附表 1-4　新密市历代医家概览

序号	姓名	朝代	地域	主要医绩与医迹	出处
1	白暹	清	密县（今郑州市新密市）	始业儒，继习医。临症处方，百发百中，密、新、郑，荥之交争延致之，乡里属其门曰"名齐良相"	《密县志》（民国十三年）
2	陈大谟（字显功）	清	密县（今郑州市新密市）	善疡医，施药不受值，不惮劳，买药无资，每以家人纺绩益之	《密县志》（嘉庆二十二年）、《密县志》（民国十三年）
3	陈光常	清	密县（今郑州市新密市）	精医学，兼内外两科，救疗多疼愈者	《密县志》（民国十三年）
4	陈心宽	清	密县（今郑州市新密市）	儒医业。疗病如神，远近咸依赖之	《密县志》（民国十三年）
5	陈修简	清	密县（今郑州市新密市）	善医术，有延致者，虽寒暑雨雪必往	《密县志》（民国十三年）
6	丁同文	清	密县（今郑州市新密市）	以医名于伤寒、瘟痉等症，尤称国手	《密县志》（民国十三年）
7	冯裕昆	清	密县（今郑州市新密市）	幼读书，长工医，好施药饵	《密县志》（嘉庆二十二年）、《密县志》（民国十三年）
8	傅炳耀	清	密县（今郑州市新密市）	精医术，多全活者	《密县志》（民国十三年）
9	傅观象	清	密县（今郑州市新密市）	因亲病，博览医术，遂精医。有延之者，无远近悉应之，活人无算。尝语人曰："每疗一症，必悉心研究，病不愈，心不释也。"	《密县志》（民国十三年）
10	傅履学	清	密县（今郑州市新密市）	洞达医理，妙手绝伦。人所不治之症，往一药而愈。当时推为国手	《密县志》（民国十三年）

续附表 1-4

序号	姓名	朝代	地域	主要医绩与医迹	出处
11	傅一经（字子授）	清	密县（今郑州市新密市）	绩学孝行，精医术	《密县志》（嘉庆二十二年）、《密县志》（民国十三年）
12	郭延璧（字瑞五）	清	密县（今郑州市新密市）	精歧黄，活人无算	《密县志》（民国十三年）
13	郭永寿（字介眉）	清	密县（今郑州市新密市）	为密东名医。方药所投，应手取效，远近受赐额，每题额以匾其门。子九经，几累均以医名	《密县志》（民国十三年）
14	金标	清	密县（今郑州市新密市）	精痘疹，尝舍药济人	《密县志》（嘉庆二十二年）、《密县志》（民国十三年）
15	寇黄斗	清	密县（今郑州市新密市）	母患目疾，汤药亲尝。后养儒就医，称国手	《密县志》（民国十三年）
16	李培寿	清	密县（今郑州市新密市）	医术高妙，名重一方。子咸如、章如、孙绍白均世其业。章如尤称国手	《密县志》（民国十三年）
17	李坦（字舒菴）	清	密县（今郑州市新密市）	业扬场医，有乞者裋发背，给食疗治，不厌其秽	《密县志》（民国十三年）
18	李同乐	清	密县（今郑州市新密市）	晚嗜医，活人不可胜数	《密县志》（民国十三年）
19	李同蒸	清	密县（今郑州市新密市）	精外科，施药济人，毫无吝色	《密县志》（民国十三年）

续附表 1—4

序号	姓名	朝代	地域	主要医绩与医迹	出处
20	李维刚（字敦伦）	清	密县（今郑州市新密市）	精岐黄术，多活人。病者路远就医，必具食乃听去	《密县志》（嘉庆二十二年）、《密县志》（民国十三年）
21	李之牧	清	密县（今郑州市新密市）	精内外科，好施药饵，于贫人尤加之意。子西雍，仰承父志	《密县志》（民国十三年）
22	卢西庚（字梦白）	清	密县（今郑州市新密市）	善岐黄，延之者接踵于门，不惮顺劳	《密县志》（民国十三年）
23	路坦（字平子）	清	密县（今郑州市新密市）	精岐黄，素明医理，活人无数，施药物，不受值	《密县志》（嘉庆二十二年）、《密县志》（民国十三年）
24	马东周（字梦初）	清	密县（今郑州市新密市）	精医术，临症施药，应手辄愈，时以扁医目之	《密县志》（民国十三年）
25	慕来泰（字大来）	清	密县（今郑州市新密市）	精医术，不计酬谢，远方就医者，辄为具食	《密县志》（嘉庆二十二年）、《密县志》（民国十三年）
26	牛家顺	清	密县（今郑州市新密市）	精和缓之术。有邱姓者，气已绝，投以剂，立苏，其神妙多如此	《密县志》（民国十三年）
27	任中麟（字百祥）	清	密县（今郑州市新密市）	家传治瘟如神，有求即应，贫者更捐药子之	《密县志》（嘉庆二十二年）、《密县志》（民国十三年）

续附表 1-4

序号	姓名	朝代	地域	主要医绩与医迹	出处
28	施春和（字茗斋）	清	密县（今郑州市新密市）	精岐黄，堪舆之学	《密县志》（民国十三年）
29	施广庆	清	密县（今郑州市新密市）	精医术，好施与	《密县志》（民国十三年）
30	孙建业	清	密县（今郑州市新密市）	少好医，常以济世活人为心，乡党有病恒施药饵	《密县志》（嘉庆二十二年），《密县志》（民国十三年）、《密县志》（1992年）
31	王伯兴	清	密县（今郑州市新密市）	素精痘疹术，全活甚众	《密县志》（民国十三年）
32	王汉	清	密县（今郑州市新密市）	性好善，施药济人数年，凡三倾其产	《密县志》（嘉庆二十二年）
33	王继昇（字平甫）	清	密县（今郑州市新密市）	善治痘疹，不索谢	《密县志》（民国十三年）
34	王怡	清	密县（今郑州市新密市）	精外科，遇危险症，施药奏功，往往出人意表。孙书堂，书扬均能世其业	《密县志》（民国十三年）
35	王云露	清	密县（今郑州市新密市）	好善乐施，制丸散四十余年	《密县志》（嘉庆二十二年）
36	王中立	清	密县（今郑州市新密市）	善接捏推拏术。每疗病，应手取效	《密县志》（民国十三年）
37	张炳藩	清	密县（今郑州市新密市）	精医术，远近争聘之，应手取效	《密县志》（民国十三年）

续附表 1-4

序号	姓名	朝代	地域	主要医绩与医迹	出处
38	张春	清	密县(今郑州市新密市)	其先五世业医,举业之暇,每兼习之,医书涉猎殆尽,遇人所不能治之症,独出手眼,尤擅伤寒时疫	《密县志》(民国十三年)
39	张如修(字永叔)	清	密县(今郑州市新密市)	精眼科,求医者如市,称为"豁豁圣手"	《密县志》(嘉庆二十二年)、《密县志》(民国十三年)
40	张森吉(字列障)	清	密县(今郑州市新密市)	精岐黄。亲疾制方,竭情尽慎	《密县志》(嘉庆二十二年)、《密县志》(民国十三年)
41	张世荣	清	密县(今郑州市新密市)	精岐黄,蓄方药,求无不应,济世活人,不索谢	《密县志》(嘉庆二十二年)、《密县志》(民国十三年)
42	张文科	清	密县(今郑州市新密市)	通医术。遇贫而无力者,辄施药饵,不取值。有乞人子患痘求医,收养之,愈而后使行	《密县志》(民国十三年)
43	张允之	清	密县(今郑州市新密市)	性灵敏,精医学,一生活人无算	《密县志》(民国十三年)
44	张允忠(字诚斋)	清	密县(今郑州市新密市)	精医术,全活者不计其数	《密县志》(民国十三年)
45	张约(字见三)	清	密县(今郑州市新密市)	素精岐黄,贫人服药不取值,亦不受谢	《密县志》(民国十三年)

229

续附表 1-4

序号	姓名	朝代	地域	主要医绩与医迹	出处
46	赵中和（字建堂）	清	密县（今郑州市新密市）	精眼科，延聘无虚日，施药疗病，概不受值	《密县志》(民国十三年)
47	郑凤鸣	清	密县（今郑州市新密市）	廉洁好善，又蓄风药，救小儿无算	《密县志》(嘉庆二十二年)、《密县志》(民国十三年)
48	郑益修（字敏之）	清	密县（今郑州市新密市）	精岐黄，活人甚众	《密县志》(民国十三年)
49	周如芝（字馥堂）	清	密县（今郑州市新密市）	善小儿科，全话者不计其数	《密县志》(民国十三年)
50	周郅（字沂川）	清	密县（今郑州市新密市）	精岐黄，延清辄至，不受谢	《密县志》(嘉庆二十二年)、《密县志》(民国十三年)
51	周之官	清	密县（今郑州市新密市）	精岐黄术，名重一时。嘉庆间为医学训科	《密县志》(民国十三年)
52	周之桢（字干亭）	清	密县（今郑州市新密市）	明医理，多所拯救	《密县志》(民国十三年)
53	朱三元	清	密县（今郑州市新密市）	善岐黄，活人甚众，不受谢	《密县志》(嘉庆二十二年)、《密县志》(民国十三年)
54	朱佐清（字辅公）	清	密县（今郑州市新密市）	精医学，卜筮如神	《密县志》(民国十三年)

附表 1-5　新郑市历代医家概览

序号	姓名	朝代	地域	主要医绩与医迹	出处
1	刘润	清	新郑(今郑州市新郑市)	医学训科一员	《新郑县志》(康熙三十二年)
2	王九式(字抑之)	清	山西高都,寓于郑(今郑州市新郑市)	素精素被人术,为人疗病辄触手愈	《新郑县志》(乾隆四十一年)

附表 1-6 登封市历代医家概览

序号	姓名	朝代	地域	主要医绩与医迹	出处
1	傅清原	清	登封（今郑州市登封市）	深精医理,施药疗人,多全活者	《登封县志》(康熙五十二年)、《河南府志》(同治六年)
2	韩柄	1901—1981	登封（今郑州市登封市）告成	专长眼科	《登封县志》(1990年)
3	郝金铸	1893—1952	登封（今郑州市登封市）君召	专长内、妇科	《登封县志》(1990年)
4	李天章	1886—1960	登封（今郑州市登封市）告成	专长中医外科	《登封县志》(1990年)
5	李文斋	1903—1973	登封（今郑州市登封市）米村	专长内、妇、儿科	《登封县志》(1990年)
6	齐邦贤	1898—1964	登封（今郑州市登封市）送表	专长内、妇、儿科	《登封县志》(1990年)
7	任彦	1889—1973	登封（今郑州市登封市）告成	专长中医内科	《登封县志》(1990年)
8	宋文脚	近现代	登封（今郑州市登封市）城关	专长中医内科	《登封县志》(1990年)
9	吴林枝	1889—1970	登封（今郑州市登封市）芦店	专长中医外科	《登封县志》(1990年)
10	郑金镶	1883—1958	登封（今郑州市登封市）大金店	专长内科杂病及妇、幼	《登封县志》(1990年)
11	朱文周	1881—1967	登封（今郑州市登封市）告成	专长内外、妇、幼科	《登封县志》(1990年)

附表 1-7 中牟县历代医家概览

序号	姓名	朝代	地域	主要医绩与医迹	出处
1	李伯雅（字莲塘）	清	中牟（今郑州市中牟县）	凡先儒语录以及象数医卜，搜集十余万卷，颖会贯通，与时贤剖辨，无不心折	《中牟县志》（同治九年）
2	李海文	清	中牟（今郑州市中牟县）城南三家李村	中医士	《中牟县志》（民国二十五年）
3	梁孔辉（字凝光）	清	中牟（今郑州市中牟县）	以岐黄济人	《中牟县志》（民国二十五年）
4	刘思谨	清	中牟（今郑州市中牟县）	善岐黄，尤精痘科，从不索谢	《中牟县志》（同治九年）
5	刘允明	清	中牟（今郑州市中牟县）	精医术，不受谢	《中牟县志》（同治九年）
6	冉诠衢（字季真）	清	中牟（今郑州市中牟县）	精岐黄术	《中牟县志》（民国二十五年）
7	万金铎（字宣化）	清	中牟（今郑州市中牟县）	喜究心典籍，精医卜	《中牟县志》（同治九年）
8	辛文献（字炳舆）	清	中牟（今郑州市中牟县）	习岐黄，兼精堪舆	《中牟县志》（民国二十五年）
9	岳所钟（字冠山）	清	中牟（今郑州市中牟县）	凡医相星卜，无所不精	《中牟县志》（民国二十五年）
10	赵维雅	清	中牟（今郑州市中牟县）	精于岐黄，舍药疗疾四十余年	《中牟县志》（民国二十五年）

续附表 1-7

序号	姓名	朝代	地域	主要医绩与医迹	出处
11	朱法思	清	中牟（今郑州市中牟县）	品端学博，医理精深。道光二十七年，疫疠流行，不以脉视为烦，兼备药饵，以应贫者，全活不可胜数	《中牟县志》（民国二十五年）

附录 2 郑州历代医著一览表

附表 2-1 郑州历代医著一览表

序号	著作名称	卷数	著者	朝代	地域	出处	现存情况
1	《黄帝内经》	18 卷	黄帝	上古时期	新郑（今郑州市新郑市）	《汉书·艺文志》、《新郑县志》（乾隆四十一年）、《新郑县志》（1992 年）	现存
2	《黄帝外经》	37 卷	黄帝	上古时期	新郑（今郑州市新郑市）	《汉书·艺文志》、《新郑县志》（乾隆四十一年）、《新郑县志》（1992 年）	亡佚
3	《黄帝岐伯按摩经》	10 卷	黄帝	上古时期	新郑（今郑州市新郑市）	《汉书·艺文志》、《新郑县志》（乾隆四十一年）、《新郑县志》（1992 年）	亡佚
4	《黄帝甲乙经》	10 卷	黄帝	上古时期	新郑（今郑州市新郑市）	《隋书·经籍志》、《新郑县志》（乾隆四十一年）、《新郑县志》（1992 年）	亡佚

续附表 2-1

序号	著作名称	卷数	著者	朝代	地域	出处	现存情况
5	《黄帝八十一难经》	2卷	黄帝	上古时期	新郑（今郑州市新郑市）	《隋书·经籍志》《新郑县志》（乾隆四十一年）、《新郑县志》（1992年）	亡佚
6	《黄帝众难经》	1卷	黄帝	上古时期	新郑（今郑州市新郑市）	《隋书·经籍志》《新郑县志》（乾隆四十一年）、《新郑县志》（1992年）	亡佚
7	《黄帝素问女胎》	1卷	黄帝	上古时期	新郑（今郑州市新郑市）	《隋书·经籍志》《新郑县志》（乾隆四十一年）、《新郑县志》（1992年）	亡佚
8	《黄帝明堂偃人图》	12卷	黄帝	上古时期	新郑（今郑州市新郑市）	《隋书·经籍志》《新郑县志》（乾隆四十一年）、《新郑县志》（1992年）	亡佚
9	《汤液经法》	32卷	伊尹	商	曾居于亳城（今郑州市）	《汉书·艺文志》	亡佚
10	《南方草木状》	3卷	嵇含	晋	巩县（今郑州市巩义市）	《巩县志》（民国二十六年）	现存
11	《产乳志》	2卷	刘祐（一作刘佑）	隋	荥阳（今郑州市荥阳市）	《隋书·刘祐传》、《续荥阳县志》（民国十三年）、《荥阳市志》（1996年）	亡佚

续附表 2-1

序号	著作名称	卷数	著者	朝代	地域	出处	现存情况
12	《传信方》	2 卷	刘禹锡	唐	洛阳人,迁居荥阳(今郑州市荥阳市)	《新唐书》《宋史》《崇文总目》	现存
13	《胡本草》	7 卷	郑虔	唐	荥阳(今郑州市荥阳市)	《续荥阳县志》(民国十三年)、《河南通志艺文志》(民国间铅印本)、	亡佚
14	《食治通说》	1 卷	娄居中	宋	东虢(今郑州市惠济区古荥镇北。一说为郑州市荥阳市)	《河南通志艺文志》(民国间铅印本)	亡佚
15	《神应针经要诀》(一作《神应针经诀》)	1 卷	许希	宋	汜水(今郑州市汜水镇)	《汜水县志》(民国十七年)	亡佚
16	《鸡峰普济方》	30 卷	张锐	宋	蜀人,居郑州(今郑州市)	《夷坚志·乙志》《直斋书录解题》《历代名医蒙求》	现存
17	《鸡峰备急方》	1 卷	张锐	宋	蜀人,居郑州(今郑州市)	《夷坚志·乙志》《直斋书录解题》《历代名医蒙求》	现存
18	《女科济阴要语万金方》	2 卷	郑春敷	宋	荥阳(今郑州市荥阳市)	《中医图书联合目录》《中国医籍通考》《历代医书丛考》	现存
19	《全幼心鉴》	4 卷	寇平	明	嵩阳(今郑州市登封市)	《医藏书目》《中国医籍考》《中医图书联合目录》	现存

237

续附表 2-1

序号	著作名称	卷数	著者	朝代	地域	出处	现存情况
20	《方书一得》	一	李守钦	明	汜水（今郑州市荥阳市汜水镇）	《汜水县志》（民国十七年）、《荥阳市志》（1996 年）、《河南通志艺文志》（民国同铅印本）	亡佚
21	《太素精要》	一	李守钦	明	汜水（今郑州市荥阳市汜水镇）	《汜水县志》（民国十七年）、《荥阳市志》（1996 年）、《河南通志艺文志》（民国同铅印本）	亡佚
22	《温病条辨》	一	白鹤鸣	清	荥阳（今郑州市荥阳市）	《续荥阳县志》（民国十三年）、《荥阳市志》（1996 年）	未见刊行
23	《外科症治》	一	白鹤鸣	清	荥阳（今郑州市荥阳市）	《续荥阳县志》（民国十三年）、《荥阳市志》（1996 年）	未见刊行
24	《卫生提纲》	一	曹德泽	清	巩县（今郑州市巩义市）	《巩县志》（民国二十六年）	未见刊行
25	《瘟病说略》（一作《温病说略》）	4 卷	董联辉	清	荥阳（今郑州市荥阳市）	《续荥阳县志》（民国十三年）、《荥阳市志》（1996 年）	未见刊行
26	《订正神应心书》	2 卷	朴生南	清	巩县（今郑州市巩义市）	《巩县志》（乾隆五十四年）、《河南通志艺文志》（民国同铅印本）	未见刊行
27	《医学述要》	10 卷	樊通润	清	密县（今郑州市新密市）	《密县志》（民国十三年）、《密县志》（1992 年）	未见刊行

续附表 2-1

序号	著作名称	卷数	著者	朝代	地域	出处	现存情况
28	《弓氏医书辩讹》	16 卷	弓士骏	清	郑县（今郑州市）	《河南通志艺文志》《民国间铅印本》、《郑县志》（民国二十年）	未见刊行
29	《眼科正谬》	一	弓泰	清	郑县（今郑州市）	《河南通志艺文志》《民国间铅印本》、《郑县志》（民国二十年）	未见刊行
30	《方脉合编》	一	弓泰	清	郑县（今郑州市）	《河南通志艺文志》《民国间铅印本》、《郑县志》（民国二十年）	未见刊行
31	《幼科医案》	一	弓泰	清	郑县（今郑州市）	《河南通志艺文志》《民国间铅印本》、《郑县志》（民国二十年）	未见刊行
32	《嵩崖尊生》（又作《嵩崖尊生》《嵩崖（匡）尊生书》）	15 卷	景日昣	清	登封（今郑州市登封市）	《登封县志》（乾隆五十二年）、《登封县志》（1990 年）、《河南通志艺文志》（民国间铅印本）	现存
33	《李氏家藏医学会编》	10 卷	李础生	清	登封（今郑州市登封市）	《登封民俗志》（2011 年）	现存
34	《月川医案》	一	卢士选	清	巩县（今郑州市巩义市）	《巩县志》（民国二十六年）	未见刊行
35	《资生灵通》	57 卷	马驹聘	清	密县（今郑州市新密市）	《密县志》（嘉庆二十二年）	未见刊行
36	《药方类编》	10 卷	孙沐恩	清	巩县（今郑州市巩义市）	《巩县志》（民国二十六年）	未见刊行

续附表 2-1

序号	著作名称	卷数	著者	朝代	地域	出处	现存情况
37	《瘟疫安怀集》	4卷	田净意（一作田静意）	清	河北人，迁至巩县（今郑州市巩义市）	《巩县志》（民国二十六年）、《史话巩义》（2012年）	现存
38	《育婴集》	12卷	田净意（一作田静意）	清	河北人，迁至巩县（今郑州市巩义市）	《巩县志》（民国二十六年）、《史话巩义》（2012年）	现存
39	《验方新集》	一	王心一	清	密县（今郑州市新密市）	《密县志》（民国十三年）、《密县志》（1992年）	未见刊行
40	《痘疹新集》	一	王心一	清	密县（今郑州市新密市）	《密县志》（民国十三年）、《密县志》（1992年）	未见刊行
41	《痘疹汇编》	一	王应铎	清	中牟（今郑州市中牟县）	《中牟县志》（民国二十五年）、《中牟县志》（1999年）	未见刊行
42	《痘疹详说》	12卷	杨永锡	清	密县（今郑州市新密市）	《密县志》（民国十三年）、《密县志》（1992年）	未见刊行
43	《伤寒摘要》	8卷	杨永锡	清	密县（今郑州市新密市）	《密县志》（民国十三年）、《密县志》（1992年）	未见刊行
44	《杨氏医案》	一	杨永锡	清	密县（今郑州市新密市）	《密县志》（民国十三年）、《密县志》（1992年）	未见刊行
45	《痘疹金鉴》	一	阴维新	清	郑县（今郑州市）	《郑县志》（民国二十年）	亡佚

续附表 2-1

序号	著作名称	卷数	著者	朝代	地域	出处	现存情况
46	《医书三要》	一	袁良玉	清	汜水（今郑州市荥阳市汜水镇）	《汜水县志》（民国十七年）	亡佚
47	《针灸要诀》（一作《针要诀》）	一	张希曾	清	郑县（今郑州市）	《郑县志》（民国二十年）	未见刊行
48	《伤寒论辨症详说》（一作《伤寒辨证详说》）	一	周同文	清	密县（今郑州市新密市）	《密县志》（嘉庆二十二年）	未见刊行
49	《阴阳论》	一	朱存善	清	中牟（今郑州市中牟县）	《中牟县志》（民国二十五年）、《中牟县志》（1999 年）	未见刊行
50	《东园随笔》	一	荆文甫	近现代	荥阳（今郑州市荥阳市）	《荥阳市志》（1996 年）	未见刊行
51	《东园医案》	一	荆文甫	近现代	荥阳（今郑州市荥阳市）	《荥阳市志》（1996 年）	未见刊行
52	《妇科择要讲义》（一作《中医妇科讲义》）	一	李继郧	近现代	汜水（今郑州市荥阳市汜水镇）	《荥阳志》（1996 年）	未见刊行
53	《实用儿科纲要》	一	李继郧	近现代	汜水（今郑州市荥阳市汜水镇）	《荥阳市志》（1996 年）	未见刊行

续附表 2-1

序号	著作名称	卷数	著者	朝代	地域	出处	现存情况
54	《活人验方辑要》	一	裴金华	近现代	登封（今郑州市登封市）	《登封县志》（1990 年）	未见刊行
55	《温之贞医案》	一	温之贞	近现代	登封（今郑州市登封市）	《登封县志》（1990 年）	未见刊行
56	《余诊心得》	一	吴旋乾	近现代	巩县（今郑州市巩义市）	《巩县志》（1991 年）	毁佚
57	《温热病诊治录》	一	吴旋乾	近现代	巩县（今郑州市巩义市）	《巩县志》（1991 年）	毁佚
58	《杨氏医学》	一	杨秀春	近现代	今郑州市	《郑州市上街区志》（1999 年）	亡佚
59	《新编火疫论》	13 章	张文甫	近现代	荥阳（今郑州市荥阳市）	《荥阳市志》（1996 年）、《开封市志·人物传》（2004 年）	现存
60	《内经知要一见解》	一	张文甫	近现代	荥阳（今郑州市荥阳市）	《荥阳市志》（1996 年）、《开封市志·人物传》（2004 年）	未见刊行
61	《妇科辑要》	一	张文甫	近现代	荥阳（今郑州市荥阳市）	《荥阳市志》（1996 年）、《开封市志·人物传》（2004 年）	未见刊行
62	《医学津梁》	一	张文甫	近现代	荥阳（今郑州市荥阳市）	《荥阳市志》（1996 年）、《开封市志·人物传》（2004 年）	未见刊行
63	《五运六气》	一	张文甫	近现代	荥阳（今郑州市荥阳市）	《荥阳市志》（1996 年）、《开封市志·人物传》（2004 年）	未见刊行

续附表 2-1

序号	著作名称	卷数	著者	朝代	地域	出处	现存情况
64	《医学易记略》	—	张文甫	近现代	荥阳（今郑州市荥阳市）	《荥阳市志》（1996 年）、《开封市志·人物传》（2004 年）	未见刊行
65	《肝硬复治论》	—	张文甫	近现代	荥阳（今郑州市荥阳市）	《荥阳市志》（1996 年）、《开封市志·人物传》（2004 年）	未见刊行
66	《温病答辩》	—	朱腾蛟	近现代	今郑州市	《郑州市上街区志》（1999 年）、《上街卫生志》（1986 年）	毁佚

243

附录 3 郑州地产中药材摘录

附表 3-1 郑州地产中药材摘录

地域	主要地产中药材	出处
郑州市区	艾、白扁豆、白蒺藜、白芥子、白茅根、白芍、白术、白芷、百合、薄荷、蓖麻子、苍耳根、苍耳子、柴胡、寸冬、葱子、大麦芽、大蒜、大枣、党参、地丁、地骨皮、地黄、吊兰、丁香、冬瓜皮、二丑、金银花、防风、凤仙、浮萍草(浮萍)、甘菊、甘蔗、葛根、枸杞皮树、瓜蒌、核桃皮、核桃仁、黑豆、黑芝麻、牛膝、红花、槐花、槐枝(本地槐枝条)、黄蒿(臭蒿)、黄芪、蒺藜、荆芥、韭根、菊花、苦参、苦葶苈子、柳枝、卢笋、落地棉、马勃、牡丹、木槿皮、木香、牛蒡、牛菜、蒲黄、芦菜、青蒿、青黄、忍冬藤、桑寄生、桑树、沙参、山核桃叶、山药、勺药、生地黄、生姜、柿霜、蜀葵、紫苏、酸枣树根皮、桃仁、天麻、菟丝子、苇根、无花果、稀签草、香附、香加皮(北五加皮)、小茴、薤白、杏仁、玄参、野地黄、野菊花、夜交藤、益母、薏苡仁、玉米须、元胡、完荽、泽兰、淡竹叶、紫苏等	《郑州市志·第一分册》(1999年)、《郑州市郊区志·地理志·第三册(征求意见稿)》(1986 年)

续附表 3-1

地域	主要地产中药材	出处
巩义市	艾、白茅根、白头翁、白薇、白鲜皮、败酱草、半夏、薄荷、萹蓄、鳖甲、苍耳子、侧柏、蝉蜕、柴胡、大青叶、丹参、地丁、地肤子、地锦草、地榆、冬凌草、防风、蜂房、伏龙肝、浮萍、覆盆子、葛根、旱莲草、合欢皮、何首乌、黑芝麻、虎杖、槐花、槐米、槲实、黄精、黄芩、鸡冠花、鸡内金、金芥、荆芥、蔓荆子、棱萝子、连翘、灵芝草、刘寄奴、龙葵、龙衣、漏芦、芦根、马勃、马齿苋、马兜铃、苦丁香、苦楝皮、坤草、狼毒、茜草、青木香、瞿麦、忍冬藤、常山、车前子、川乌、椿白皮、大蓟、大力草、牛黄、牛筋草、牛膝、佩兰、蒲公英、山慈菇、山大黄、山药根、山黄肉、山楂、商陆、蛇床子、射干、土茯苓、生地黄、石韦、霜桑叶、酸枣仁、桃仁、天冬、天花粉、葶苈子、土贝母、土元、菟丝子、王不留行、杏仁、徐长卿、威灵仙、乌梅、吴茱萸、五加皮、豨莶草、仙鹤草、香附、香元、小蓟、薤白、旋覆花、血余、野菊花、夜交藤、茵陈、银耳、金银花、鱼腥草、玉竹、远志、皂刺、泽兰、泽泻、知母、竹茹、紫菀、党参、全蝎等	《巩义市志（1986—2005）》（2012 年）
荥阳市	艾、白茅根、白芍、百合、柏仁、败酱草、斑蝥、半夏、薄荷、蓖麻子、苍耳子、苍术、柴胡、蝉蜕、车前子、地丁、地黄、二丑、防风、何首乌、乌红花、槐米、黄芪、黄芩、麦冬、麦门冬、女贞子、木瓜、蜜、金银花、荆芥、桔梗、蓝、枸杞子、瓜蒌、葛根、老鹳草、鹿角、鹿茸、马勃、马齿苋、柿蒂、柿霜、柏子、桃仁、天门冬、天花粉、菟丝子、三七、菁菁草、伸筋草、生地黄、苦参、桔梗、蒲公英、前胡、杏仁、益母草、茵陈、郁李仁、壳花、皂刺、章柳根等	《荥阳市志》（1996 年）

245

续附表 3-1

地域	主要地产中药材	出处
新密市	艾、白扁豆、白芥子、白茅根、白芍、白头翁、白芷、百部、百合、柏子仁、败酱草、斑蝥、板蓝根、半夏、薄荷、蓖麻、萹蓄草、车前子、苍耳子、草决明、蝉蜕、车前草、车前子、赤小豆、羌活、川芎、椿根皮、刺猬皮、大蓟、大青叶、大蒜、大枣、大皂角、丹参、牡丹皮、淡竹叶、地丁、地肤子、地骨皮、地龙、地榆、冬瓜皮、冬瓜子、杜仲、鹅不食、二丑、防风、蜂房、蜂蜡、蜂蜜、浮萍草、浮小麦、葛根、谷精草、瓜蒌仁、瓜蒌皮、合欢花、合欢皮、核桃、黑芝麻、红花、红娘虫、花川、花粉、槐花、槐豆、槐米、藿油、卷柏、黄瓜子、黄芪、火麻仁、鸡冠花、鸡内金、急性子、蒺藜、荆芥、韭菜子、桔梗、菊花、卷柏、南灵芝、壳玉米、苦参、苦楝皮、款冬花、莲子、芦根、马勃、马兜铃、麦冬、麦芽、毛桃、木瓜、南瓜子、南星、牛蒡子、牛膝、牛胆汁、女贞子、蝼蛄、前胡、茜草、青蒿、青葙子、瞿麦、全蝎、全瓜蒌、忍冬藤、沙参、桑白皮、桑椹、桑叶、山豆根、山楂、山药、商陆、蛇蜕、射干、生地黄、石韦、石榴皮、甜杏仁、莩苈子、透骨草、苏叶、苏子、桃仁、天麻、天门冬、威灵仙、乌梅、乌药、水蛭、土贝母、土元、菟丝子、瓦松、王不留行、王荆芥、香附、望月砂、小茴、小牙皂、薤白、旋覆花、寻骨风、羊胆汁、羊肾、梧桐子、梧桐花、蜈蚣、五加皮、西瓜皮、西瓜子、夜交藤、益母草、银柴胡、银耳、皂刺、皂角、金银花、鱼腥草、玉米须、玉竹、猪胆汁、竹茹、紫河车、元参、元肉、远志、月季花、枣核、枣仁、知母、洋金花、胡芦壳等	《密县志》（1992年）

续附表 3-1

地域	主要地产中药材	出处
新郑市	艾、薄荷、半夏、败酱草、白头翁、苍耳子、车前子、大蓟、地榆、地骨皮、瓜蒌、藿香、荷、茺、胡荽、芥、菊、莱菔、龙牙草、马齿苋、马兰、马鞭草、蔓菁、茅、苜蓿、蒲公英、牵牛、南草、三棱、桑叶、桑白皮、凤仙、山药、伸筋草、菟丝子、王不留行、香附、小蓟、莞花、茵陈蒿、鱼腥草、泽兰等	《新郑市志（1986—2005）》（2013 年）
登封市	艾、白芍、白术、白头翁、白芷、柏子仁、板兰、柴胡、牡丹皮、丹参、地黄、二花、防风、红花、黄连、黄芩、黄芪、金不换、桔梗、灵芝、凌霄、马蹬草、南星、牛膝、全蝎、七叶一枝花、山药、山楂、生地黄、蒿参、土元、乌梅、玄参、血参、益母草、元胡、莞花、枣仁等	《登封县志》（1990 年）、《登封民俗志》（2015 年）
中牟县	艾、白茅根、薄荷、苍麻、茺麻、扁蓄、车前子、地丁、地骨皮、地黄、枸杞子、瓜蒌、红花、茴香、葵藜、荆芥、苦参、麻黄、麦门冬、木瓜、牛膝、蒲黄、牵牛、芡实、三棱、商陆、蛇床、天花粉、葶苈、王不留行、夏枯草、香附、益母草、茵陈、罂粟、元参、紫苏等	《中牟县志》（1999 年）、《中牟县志（1991—2000）》（2006 年）

247